溫病條辨

衛、氣、營、血辨證體系

中醫臨床辨證治療外感熱病重要依據

經典溫病學派寶典

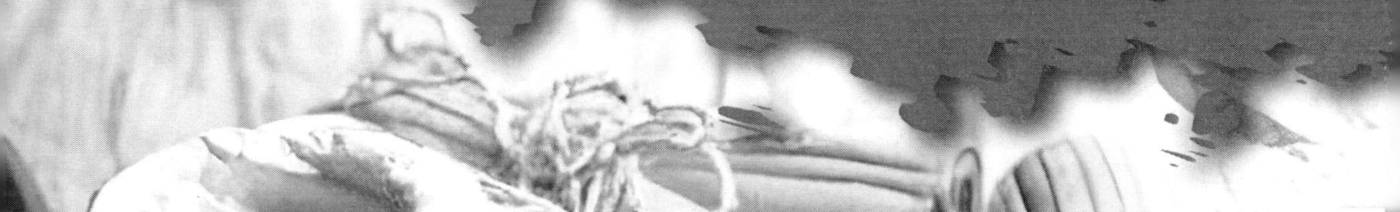

楊建宇，岳冬輝，趙元辰 主編

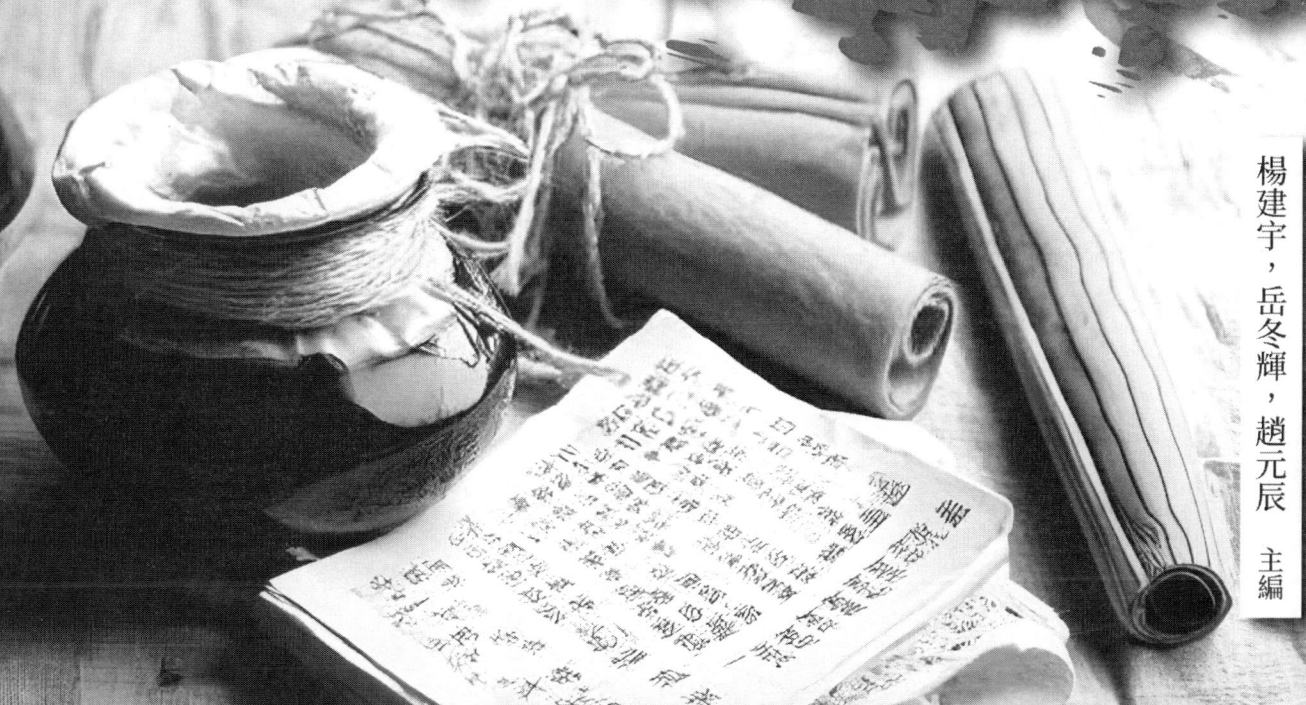

《溫病條辨》是清代著名醫家吳鞠通撰寫的中醫學名著，

是溫病學派的代表性著作之一。

針對溫病的病因、病機、診斷與治療進行系統闡述，

是研究和治療外感熱病的權威著作。

溫病學說對於後世中醫學理論的豐富和發展具有重要意義，

特別是在應對外感熱性疾病方面提供了有力的理論依據和治療指導。

編委會

出版者的話

中醫藥凝聚著深邃的哲學智慧和中華民族幾千年的健康養生理念及其實踐經驗，是中國古代科學的瑰寶，也是打開中華文明寶庫的鑰匙；深入研究和科學總結中醫藥學對豐富世界醫學事業、推進生命科學研究具有積極意義，大力發揚中醫藥是未來的重要任務。爲了傳承和發揚光大中醫藥學，使中醫藥學更好地爲全人類的健康保健和疾病防治服務，我們特從浩如煙海的中醫典籍裏精選了《黄帝内經素問》《黄帝内經靈樞》《神農本草經》《溫病條辨》《難經·難經正義》《新刊王氏脈經》，輯爲『典籍裏的中醫叢書』。

『典籍裏的中醫叢書』精選善本，力求復現原文，呈現中醫典籍美篇；堅持繁體豎排，更具有傳統文化底蘊，超顯中醫文獻典籍的書卷之馨；中醫藥典籍源遠流長，版本多甚，文字有異，對書中異體字、通假字徑直統一，減少研閱阻礙；重在原文，少選釋註，僅加句讀，給發皇古義，尋覓先賢之旨留下更大的理性思緒空間，利於學術探研。

期望『典籍裏的中醫叢書』的出版，能充分展現中醫藥學根源與精髓之所在，使廣大的中醫人通過溫習中醫經典、傳承中醫經典、弘揚中醫經典，成就更多中醫大師，爲實現『健康中國』做出自己的貢獻。

問心堂溫病條辨目録

卷首

序（四首）

溫病條辨叙

昔淳于公有言：人之所病，病病多；醫之所病，病方少。夫病多而方少，未有甚于溫病者矣！何也？六氣之中，君相二火無論已，風濕與燥，無不兼溫，惟寒水與溫相反，然傷寒者必病熱，天下之病，孰有多於溫病者乎？方書始于仲景，仲景之書專論傷寒，此六氣中之一氣耳。其中有兼言風者，亦有兼言溫者，然所謂風者，寒中之風，所謂溫者，寒中之溫，以其書本論傷寒也。其餘五氣，概未之及，是以後世無傳焉。雖然，作者謂聖，述者謂明，學者誠能究其文、通其義，化而裁之，推而行之，以治六氣可也，以治內傷可也。亡如世鮮知十之才士，以闕如為恥，不能舉一反三，惟務按圖索驥。

蓋自叔和而下，大約皆以傷寒之法，療六氣之疴，禦風以絺，指鹿為馬，迨試而輒困，亦知其术之踈也。因而沿習故方，畧變藥味，衝和、解肌諸湯，紛然著錄。至陶氏之書出，遂居然以杜撰之傷寒，治天下之六氣。不獨仲景之書所未言者，不能發明，並仲景已定之書，盡遭竄易。世俗樂其淺近，相與宗之，而生民之禍亟矣！又有吳又可者，著《溫疫論》，其方本治一時之時疫，而世誤以治常候之溫熱。最後若方中行、喻嘉言諸子，雖列溫病於傷寒之外，而治法則終未離乎傷寒之中。惟金源劉河間守眞氏者，獨知熱病，超出諸家，所著《六書》，分三焦論治，而不墨守六經，庶幾幽室一鐙，中流一柱。惜其人朴而少文，其論簡而未暢，其方時亦雜而不精，承其後者，又不能闡明其意，裨補其疎，而下士聞道，若張景岳之徒，方且怙而訾之，於是其學不明，其說不行。而世之俗醫，遇溫熱之病，無不首先發表，雜以消導，繼則峻投攻下，或妄用溫補，輕者以重，重者以死，倖免則自謂己功，致死則不言己過，即病者亦但知膏肓難挽，而不悟藥石殺人，父以授子，師以傳弟，舉世同風，牢不可破。肺腑無語，冤鬼夜嘷，二千餘年畧同一轍，可勝慨哉！

我朝治洽學明，名賢輩出，咸知泝原《靈》《素》，問道長沙。自吳人葉天士氏《溫病論》《溫病續論》出，然後當名辨物。好學之士，咸知向方，而貪常習故之流，猶且各是師說，惡聞至論，其粗工則又畧知疎節，未達精旨，施之於用，罕得十全。吾友鞠通吳子，懷救世之心，秉超悟之哲，嗜學不厭，研理務精，抗志以希古人，虛心而師百氏，病斯世之貿貿也，述先賢之格言，攄生平之心得，窮源竟委，作為是書，然猶未敢自信，且懼世之未信之也，藏諸笥者久之。予謂學者之心，固無自信時也，然以天下至多之病，而竟無應病之方，幸而得之，亟宜出而公之，譬如拯溺救焚，豈待整冠束髮，况乎心理無異，大道不孤，是書一出，子云其人必當旦暮遇之，且將有闡明其意，裨補其疎，使夭札之民，咸登仁壽者，此天下後世之幸，亦吳子之幸也。若夫《折楊》《皇荂》，听然而笑，《陽春》《白雪》，和僅數人，自古如斯，知我罪我，一任當世，豈不善乎！吳子以為然，遂相與評騭而授之梓。

嘉慶十有七年壯月既望，同里愚弟汪廷珍謹序

序

立天之道，曰陰與陽，立地之道，曰柔與剛，立人之道，曰仁與義。醫，仁道也，而必智以先之，勇以副之，仁以成之。智之所到，湯液針灸任施，無處不當；否則鹵莽不經，草菅民命矣。獨是聰明者予智自雄，涉獵者穿鑿爲智，皆非也。必也博覽載籍，上下古今，目如電，心如髮，智足以周乎萬物，而後可以道濟天下也。在昔有熊御極，生而神靈，猶師資於僦貸季、岐伯，而《內經》作。周秦而降，代有智人。東漢長沙而外，能徑窺軒岐之壼奥者，指不多屈。外是纚一家言，爭著爲書，曾未見長沙之項背者比比。所以醫方之祖，必推仲景，而仲景之方，首重傷寒，人皆宗之。自晉王叔和編次《傷寒論》，則割裂附會矣。王好古輩著《傷寒續編》《傷寒類證》等書，俗眼易覩，人多便之。金元以後，所謂仲景之道，日晦一日。

嗟夫！晚近庸質，不知仲景，寧識傷寒，不知傷寒，寧識溫病，遂至以治寒者治溫。自唐宋迄今，千古一轍，何勝浩歎！然則其法當何如？曰：天地陰陽，日月水火，罔非對待之理，人自習焉不察；《內經》平列六氣，人自不解耳。傷寒為法，法在救陽；溫熱爲法，法在救陰。明明兩大法門，豈可張冠李戴耶！假令長沙復起，必不以傷寒法治溫也。僕不敏，年少力學，蒐求經史之餘，偶及方書，心竊爲之怦怦，自謂爲人子者當知之，然有志焉而未逮也。乾隆丁未春，萱堂弗豫，即以時溫見背，悲憤餘生，無以自贖，誓必欲精於此道。廬墓之中，環列近代醫書，朝研而夕究，茫茫無所發明。求諸師友，流覽名家，冀有以啟迪之，則所知惟糟粕。上溯而及於漢唐，洊至《靈樞》《素問》諸經，捧讀之餘，往往聲與淚俱。久之別有會心，十年而後，汩汩焉若心花之漫開，覺古之人原非愚我，我自愚耳。離經泥古，厥罪惟均，讀書所貴，得間後可。友人吳子鞠通，通儒也，以穎悟之才，而好古敏求，其學醫之志，畧同於僕，近師承於葉氏，而遠追踪乎仲景。其臨證也，雖遇危疾，不避嫌怨。其處方也，一遵《內經》，效法仲祖。其用藥也，隨其證而輕重之，而功若桴鼓。其殆智而勇，勇而仁者哉！嘉慶甲子，出所著治溫法示余，余向之急欲訂正者，今乃發覆析疑，力矯前非，如撥雲見日，寧不快哉！閱十稔而後告成，名曰『溫病條辨』，末附三卷，其一爲條辨之翼，餘二卷約幼科、產後之大綱，皆前人之不明六氣而致誤者，莫不獨出心裁，發前人所未發。

嗚呼！昌黎有云：『莫爲之前，雖美弗彰；莫爲之後，雖聖弗傳。』此編既出，將欲懸諸國門，以博彈射。積習之難革者，雖未必一時盡革，但能拾其緒餘，卽可爲蒼生之福。數百年後，當必有深識其用心者夫！然後知此編之羽翼長沙，而爲長沙之功臣，實亦有熊氏之功臣也。是爲序。

嘉慶癸酉仲秋穀旦，蘇完愚弟徵保拜書

溫病條辨序

天以五運六氣化生萬物，不能無過不及之差，於是有六淫之邪，非謂病寒不病溫，病溫不病寒也。後漢張仲景著《傷寒論》，發明軒岐之奥旨，如日星河嶽之麗天地，任百世之鑽仰，而義藴仍未盡也。然其書專為傷寒而設，未嘗遍及於六淫也。奈後之醫者，以治傷寒之法，應無窮之變，勢必至如鑿枘之不相入。至明陶節庵《六書》，大改仲景之法，後之學者，苦張之艱深，樂陶之簡易，莫不奉為蓍蔡，而於六淫之邪，混而為一，其死於病者十二三，死於醫者十八九，而仲景之說，視如土苴矣。

余來京師，獲交吳子鞠通，見其治疾，一以仲景為依歸，而變化因心，不拘常格，往往神明於法之外，而究不離乎法之中，非有得于仲景之深者不能。久之，乃出所著《溫病條辨》，七卷，自溫而熱而暑而濕而燥，一一條分縷析，莫不究其病之所從生，推而至於所終極；其為方也約而精，其為論也閎以肆，俾二千餘年之塵霧，豁然一開。昔人謂仲景為軒岐之功臣，鞠通亦仲景之功臣也。余少時頗有志於醫，年逾四十，始知其難，迺廢然而返。今讀鞠通之書，目識心融，若有牖其明而啟其秘者，不誠學醫者一大快事哉！爰不辭而為之序。

嘉慶辛未四月既望，寶應朱彬序

問心堂溫病條辨自序

夫立德立功立言，聖賢事也，瑭何人斯，敢以自任？緣瑭十九歲時，父病年餘，至於不起，瑭愧恨難名，哀痛欲絕，以為父病不知醫，尚復何顏立天地間，遂購方書，伏讀於苦塊之餘，至張長沙『外逐榮勢，內忘身命』之論，因慨然棄舉子業，專事方術。越四載，猶子巧官病溫，初起喉痺，外科吹以冰硼散，喉遂閉，又遍延諸時醫治之，大抵不越雙解散、人參敗毒散之外，其於溫病治法，茫乎未之聞也，後至發黃而死。瑭以初學，未敢妄贊一詞，然於是證，亦未得其要領。蓋張長沙悲宗族之死，作《玉函經》，為後世醫學之祖，奈《玉函》中之《卒病論》，亡於兵火，後世學者，無從倣效，遂至各起異說，得不償失。又越三載，來遊京師，檢校《四庫全書》，得明季吳又可《溫疫論》，觀其議論宏濶，實有發前人所未發，遂專心學步焉。細察其法，亦不免支離駁雜，大抵功過兩不相掩，蓋用心良苦，而學術未精也。又遍考晉唐以來諸賢議論，非不珠璧琳琅，求一美備者，蓋不可得，其何以傳信於來茲！

瑭進與病謀，退與心謀，十閱春秋，然後有得，然未敢輕治一人。癸丑歲，都下溫疫大行，諸友強起瑭治之，大抵已成壞病，倖存活數十人，其死於世俗之手者，不可勝數。嗚呼！生民何辜，不死於病而死於醫，是有醫不若無醫也，學醫不精，不若不學醫也。因有志採輯歷代名賢著述，去其駁雜，取其精微，間附己意，以及考驗，合成一書，名曰『溫病條辨』，然未敢輕易落筆。又歷六年，至於戊午，吾鄉汪瑟庵先生促瑭曰：來歲己未濕土正化，二氣中溫厲大行，子盍速成是書，或者有益於民生乎！瑭愧不敏，未敢自信，恐以救人之心，獲欺人之罪，轉相倣效，至於無窮，罪何自贖哉！然是書不出，其得失終未可見，因不揣固陋，黽勉成章，就正海內名賢，指其疵謬，歷為駁正，將萬世賴之無窮期也。

淮陰吳瑭自序

凡例（十四條）

一　是書倣仲景《傷寒論》作法，文尚簡要，便於記誦。又恐簡則不明，一切議論，悉於分注注明，俾綱舉目張，一見了然，並免後人妄注，致失本文奧義。

一　是書雖為溫病而設，實可羽翼傷寒。若真能識得傷寒，斷不致疑麻桂之法不可用；若真能識得溫病，斷不致以辛溫治傷寒之法治溫病。傷寒自以仲景為祖，參考諸家注述可也；溫病當於是書中之辨似處究心焉。

一　晉唐以來諸名家，其識見學問工夫，未易窺測，瑭豈敢輕率毀謗乎！奈溫病一證，諸賢悉未能透過此關，多所彌縫補救，皆未得其本真，心雖疑慮，未敢直斷明確，其故皆由不能脫卻《傷寒論》藍本，其心以為推戴仲景，不知反晦仲景之法。至王安道始能脫卻傷寒，辨證溫病，惜其論之未詳，立法未備。吳又可力為卸卻傷寒，單論溫病，惜其立論不精，立法不純，又不可從。惟葉天士持論平和，立法精細，然葉氏吳人，所治多南方證，又立論甚簡，但有醫案散見於雜證之中，人多忽之而不深究。瑭故歷取諸賢精妙，考之《內經》，參以心得，為是編之作。諸賢如木工鑽眼，已至九分，瑭特透此一分，作圓滿會耳，非敢謂高過前賢也。至於駁證處，不得不下直言，恐誤來學。《禮》云『事師無犯無隱』，瑭謹遵之。

一　是書分為五卷：首卷歷引經文為綱，分注為目，原溫病之始；二卷為上焦篇，凡一切溫病之屬上焦者系之；三卷為中焦篇，凡溫病之屬中焦者系之；四卷為下焦篇，凡溫病之屬下焦者系之；五卷雜說、救逆，病後調治。俾閱者心目了然，胸有成局，不致臨證混淆，有治上犯中，治中犯下之弊。末附一卷，專論產後調治與產後驚風，小兒急慢驚風、痘證，緣世醫每於此證，惑於邪說，隨手殺人，毫無依據故也。

一 《經》謂先夏至為病溫，後夏至為病暑，可見暑亦溫之類，暑自溫而來，故將暑溫、濕溫，並收入溫病論內。然治法不能盡與溫病相同，故上焦篇內第四條，謂溫毒、暑溫、濕溫不在此例。

一 是書之出，實出於不得已。因世之醫溫病者，毫無尺度，人之死於溫病者，不可勝紀。無論先達後學，有能擇其弊竇，補其未備，瑭將感之如師資之恩。

一 是書原為濟病者之苦，醫醫士之病，非為獲利而然，有能翻板傳播者聽之，務望校對眞確。

一 《傷寒論》六經由表入裏，由淺及深，須橫看。本論論三焦由上及下，亦由淺入深，須竪看，與《傷寒論》為對待文字，有一縱一橫之妙。學者誠能合二書而細心體察，自無難識之證，雖不及內傷，而萬病診法，實不出此一縱一橫之外。

一 方中所定分量，宜多宜少，不過大概而已，尚須臨證者自行斟酌。蓋藥必中病而後可，病重藥輕，見病不愈，反生疑惑；若病輕藥重，傷及無辜，又系醫者之大戒。古人治病，胸有定見，目無全牛，故於攻伐之劑，每用多備少服法；於調補之劑，病輕者日再服，重者日三服，甚則日三夜一服。後人治病，多系捉風捕影，往往病東藥西，敗事甚多；因拘于約方之說，每用藥多者二三錢，少則三五分為率，遂成痼疾。吾見大江南北，用甘草必三五分。夫甘草之性最為和平，有國老之稱，坐鎮有餘，施為不足，設不假之以重權，烏能為功？卽此一端，殊屬可笑！醫並甘草而不能用，尚四字為通部提綱。

望其用他藥哉！不能用甘草之醫，尚足以言醫哉！又見北方兒科於小兒痘證，自一二朝用大黃，日加一二錢，甚至三五錢，加至十三四朝，成數兩之多，其勢必咬牙寒戰，灰白塌陷，猶曰『此毒未淨也，仍須下之』，有是理乎？《經》曰：『大毒治病，十衰其六；中毒治病，十衰其七；小毒治病，十衰其八；無毒治病，十衰其九，食養盡之，勿使過劑。』醫者全在善測病情，宜多宜少，胸有確見，然後依經訓約之，庶無過差也。

一　此書須前後互參，往往義詳於前，而畧於後，詳於後，而畧於前。再，法有定而病無定。如溫病之不兼濕者，忌剛喜柔；愈後胃陽不復，或因前醫過用苦寒，致傷胃陽，亦間有少用剛者。溫病之兼濕者，忌柔喜剛；濕退熱存之際，烏得不用柔哉！全在臨證者善察病情，毫無差忒也。

一　是書原為溫病而設，如瘧、痢、疸、痺，多因暑溫、濕溫而成，不得不附見數條，以粗立規模，其詳不及備載，以有前人之法可據，故不詳論，是書所詳論者，論前人之未備者也。

一　是書著眼處，全在認證無差，用藥先後緩急得宜，不求識證之眞，而妄議藥之可否，不可與言醫也。

一　古人有方卽有法，故取攜自如，無投不利。後世之失，一失於測證無方，識證不眞，再失于有方無法。本論于各方條下，必注明系用《內經》何法，俾學者知先識證，而後有治病之法，先知有治病之法，而後擇用何方，有法同而方異者，有方似同而法異者，稍有不眞，卽不見效，不可不詳察也。

一　大匠誨人，必以規矩，學者亦必以規矩。是書有鑒於唐宋以來，人自為規，而不合乎大中至正之規，以至後學宗張者非劉，宗朱者非李，未識醫道之全體，故遠追《玉函經》，補前人之未備，尤必詳立規矩，使學者有階可升，至神明變化出乎規矩之外，而仍不離乎規矩之中，所謂從心所欲不踰矩。是所望於後之達士賢人，補其不逮，誠不敢自謂盡善又盡美也。

問心堂溫病條辨原病篇（引經十九條）

汪瑟菴先生參訂　吳瑭鞠通氏著
徵以園先生同參　受業姪嘉會校字
朱武曹先生點評　男廷蓮同校

一 《六元正紀大論》曰：辰戌之歲，初之氣，民厲溫病；卯酉之歲，二之氣，厲大至，民善暴死；終之氣，其病溫。寅申之歲，初之氣，溫病乃起；丑未之歲，二之氣，溫厲大行，遠近咸若。子午之歲，五之氣，其病溫。巳亥之歲，終之氣，其病溫厲。

叙氣運，原溫病之始也。每歲之溫，有早暮微盛不等，司天在泉，主氣客氣，相加臨而然也。細考《素問》注自知，茲不多贅。

按吳又可謂溫病非傷寒，溫病多而傷寒少，甚通。謂非其時而有其氣，未免有顧此失彼之誚。蓋時和歲稔，天氣以寧，民氣以和，雖當盛之歲亦微；至於凶荒兵火之後，雖應微之歲亦盛，理數自然之道，無足怪者。

二 《陰陽應象大論》曰：喜怒不節，寒暑過度，生乃不固。故重陰必陽，重陽必陰，故曰：冬傷於寒，春必病溫。

上句尤多。

上節統言司天之病，此下專言人受病之故。

細考宋元以來諸名家，皆不知溫病傷寒之辨。如龐安常之《卒病論》，朱肱之《活人書》，韓祗和之《微旨》，王實之《證治》，劉守眞之《傷寒醫鑒》《傷寒直格》，張子和之《傷寒心鏡》等書，非以治傷寒之法治溫病，即將溫暑認作傷寒，而疑麻桂之法不可用，遂別立防風通聖、雙解通聖、九味羌活等湯，甚至於辛溫藥中加苦寒，王安道《溯洄集》中辯之最詳，茲不再辯。論溫病之最詳者，莫過張景岳、吳又可、喻嘉言三家。時醫所宗者，三家為多，請畧陳之：按張景岳、喻嘉言皆著講寒字，並未理會本文上有『故曰』二字，上文有『重陰必陽，重陽必陰』二句，張氏立論出方，悉與傷寒混，謂溫病即傷寒，襲前人之舊，全無實得，固無足論。喻氏立論，雖有分析，中篇亦混入傷寒少陰、厥陰證，出方亦不能外辛溫發表、辛熱溫裏，為害實甚。以苦心力學之士，尚不免智者千慮之失，尚何恠後人之無從取法，隨手殺人哉！甚矣！學問之難也！吳又可實能識得寒溫二字，所見之證，實無取乎辛溫、辛熱、甘溫，又不明伏氣為病之理，以為何者為即病之傷寒，何者為不即病待春而發之溫病，遂直斷溫熱之原，非風寒所中，不責己之不明，反責經言之謬。瑭推原三子之偏，各自有說：張氏混引經文，將論傷寒之文，引證溫熱，以傷寒化熱之後，經亦稱熱病故也，張氏不能分析，遂將溫病認作傷寒。喻氏立論，開口言春溫，當初春之際，所見之病，多有寒證，遂將傷寒認作溫病。吳氏當崇禎凶荒兵火之際，滿眼溫疫，遂直闢經文『冬傷於寒，春必病溫』之文。蓋皆各執己見，不能融會貫通也。瑭按：伏氣為病，如春溫、冬咳、溫瘧，《內經》已明言之矣。亦有不因伏氣，乃司天時令現行之氣，如前列《六元正紀》所云是也。此二者，皆理數之常者也。更有非其時而有其氣，如又可所云戾氣，間亦有之，乃其變也。

惟在司命者善察其常變而補救之。

三

《金匱眞言論》曰：夫精者身之本也，故藏於精者，春不病溫。

《易》曰：履霜堅冰至，聖人恒示戒於早，必謹於微。記曰：凡事豫則立。《經》曰：上工不治已病治未病，聖人不治已亂治未亂。此一節當與月令參看，與上條冬傷於寒互看，蓋謂冬傷寒則春病溫，惟藏精者足以避之。故《素問》首章《上古天眞論》，即言男女陰精之所以生，所以長，所以枯之理；次章緊接《四氣調神大論》，示人春養生，以為夏奉長之地；夏養長，以為秋奉收之地；秋養收，以為冬奉藏之地；冬養藏，以為春奉生之地。蓋能藏精者一切病患皆可卻，豈獨溫病為然哉！《金匱》謂五臟元眞通暢，人即安和是也。何喻氏不明此理，將冬傷於寒作一大扇文字，將不藏精又作一大扇文字，將不藏精而傷於寒，又總作一大扇文字，勉強割裂《傷寒論》原文以實之，未免有過慮則鑿之弊。『不藏精』三字須活看，不專主房勞說，一切人事之能搖動其精者皆是，即冬日天氣應寒而陽不潛藏，如春日之發泄，甚至桃李反花之類亦是。

汪按：喻氏天資超卓，學力精銳，在此道誠為獨辟榛蕪，深窺窔奥，但帖括結習太重，往往於間架門面上著力，論傷寒以青龍與桂麻鼎峙，柯氏已正其失矣，乃論溫病仍用三扇，甚至方法數目，一一求合《傷寒論》，正如漢唐步天，以律呂卦爻為主，牽湊補綴，反使正義不明，讀者當分別觀之也。

《寓意草》中金鑑一條，仍屬傷寒，指為溫病者非。

四　《熱論篇》曰：凡病傷寒而成溫者，先夏至日者為病溫；後夏至日者為病暑，暑當與汗出，勿止。

溫者，暑之漸也。先夏至，春候也。春氣溫，陽氣發越，陰精不足以承之，故為病溫。後夏至，溫盛為熱，熱盛則濕動，熱與濕搏而為暑也。勿者，禁止之詞。勿止暑之汗，卽治暑之法也。

五　《刺志論》曰：氣盛身寒，得之傷寒；氣虛身熱，得之傷暑。

此傷寒暑之辨也。經語分明如此，奈何世人悉以治寒法治溫暑哉！

六　《生氣通天論》曰：因於暑，汗，煩則喘喝，靜則多言。

暑中有火，性急而疎泄，故令人自汗。火與心同氣相求，故善煩（煩從火從頁，謂心氣不寧，而面若火爍也）。煩則喘喝者，火克金故喘，欝遏胸中清廓之氣，故欲喝而呻之。其或邪不外張而內藏於心，則靜；心主言，暑邪在心，雖靜亦欲自言不休也。

七　《論疾診尺篇》曰：尺膚熱甚，脈盛躁者，病溫也；其脈盛而滑者，病且出也。

此節以下，診溫病之法。

《經》之辨溫病分明如是，何世人悉謂傷寒，而悉以傷寒足三陰經溫法治之哉！張景岳作《類經》，割裂經文，蒙混成章，由未細心紬繹也。尺膚熱甚，火爍精也；脈盛躁，精被火煎沸也；脈盛而滑，邪機向外也。

八　《熱病篇》曰：熱病三日，而氣口靜、人迎躁者，取之諸陽五十九刺，以瀉其熱而出其汗，實其陰以補其不足者。身熱甚，陰陽皆靜者，勿刺也；其可刺者，急取之，不汗出則泄。所謂勿刺者，有死征也。熱病七日八日，動喘而弦者，急刺之，汗且自出，淺刺手大指間。熱病七日八日，脈微小，病者溲血，口中乾，一日半而死，脈代者一日死。熱病已得汗出而脈尚躁，喘，且復熱，勿刺膚，喘甚者死。熱病七日八日，脈不躁，躁不散數，後三日中有汗，三日不汗，四日死；未曾汗者，勿腠刺之。熱病不知所痛，耳聾，不能自收，口乾，陽熱甚，陰頗有寒者，熱在骨髓，死不可治。熱病已得汗而脈尚躁盛，此陰脈之極也，死；其得汗而脈靜者，生。熱病者，脈尚躁盛，而不得汗者，此陽脈之極也，死（陽脈之極，雖云死徵，較前陰陽俱靜有差，此證猶可大劑急急救陰，亦有活者。蓋已得汗而陽脈躁甚，邪強正弱，正尚能與邪爭，若留得一分正氣，便有一分生理，只在留之得法耳。至陰陽俱靜，邪氣深入下焦陰分，正無捍邪之意，直聽邪之所為，不死何待）。脈盛躁，得汗靜者，生。熱病不可刺者有九：一曰汗不出，大顴發赤，噦者死。二曰泄而腹滿甚者死。三曰目不明，熱不已者死。四曰老人嬰兒，熱而腹滿者死。五曰汗大出，嘔，下血者死。六曰舌本爛，獨具隻眼，可謂飲上池水矣。要領，前人所云，一言以蔽之，曰：存津液。

熱不已者死。七曰欬而衄，汗不出，出不至足者死。八曰髓熱者死。九曰熱而痙者死，腰折、瘈瘲、齒噤齘也。凡此九者不可刺也。太陽之脈，色榮顴骨，熱病也，與厥陰脈爭見者，死期不過三日。少陽之脈色榮頰前，熱病也，與少陰脈爭見者，死期不過三日。

此節歷叙熱病之死征，以禁人之刺，蓋刺則必死也。然刺固不可，亦間有可藥而愈者。蓋刺法能泄能通，開熱邪之閉結最速；至於益陰以留陽，實刺法之所短，而湯藥之所長也。

熱病三日，而氣口靜、人迎躁者，邪機尚淺，在上焦，故取之諸陽，以泄其陽邪，陽氣通則汗隨之；實其陰以補其不足者，陽盛則陰衰，瀉陽，則陰得安其位，故曰『實其陰』，瀉陽之有餘，即所以補陰之不足，故曰『補其不足』也（實其陰以補其不足，此一句，實治溫熱之吃緊大綱。蓋熱病未有不耗陰者，其耗之未盡則生，盡則陽無留戀，必脫而死也。眞能體味此理，思過半矣。此論中治法，實從此處入手）。

身熱甚而脈之陰陽皆靜，脈證不應，陽證陰脈，故曰勿刺。

熱病七八日，動喘而弦，喘為肺氣實，弦為風火鼓蕩，故淺刺手大指間，以泄肺熱，肺之熱痺開則汗出。大指間，肺之少商穴也。

熱證七八日，脈微小者，邪氣深入下焦血分，逼血從小便出，故溲血；腎精告竭，陰液不得上潮，故口中乾；脈至微小，不惟陰精竭，陽氣亦從而竭矣，死象自明。倘脈實者可治，法詳於後。

熱病已得汗，脈尚躁而喘，故知其復熱也；熱不為汗衰，火熱克金故喘，金受火克，肺之化源欲絕，故死。

間有可治，法詳於後。

熱病不知所痛，正衰不與邪爭也；耳聾，陰傷精欲脫也；不能自收，眞氣憊也；口乾熱甚，陽邪獨盛也；陰頗有寒，此寒字，作虛字講，謂下焦陰分頗有虛寒之證，以陰精虧損之人，眞氣敗散之象已見，而邪熱不退，未有不乘其空虛而入者，故曰熱在骨髓，死不治也。其有陰衰陽盛而眞氣未至潰敗者，猶有治法，詳見於後。

熱病已得汗，而脈尚躁盛，此陰虛之極，故曰死。然雖不可刺，猶可以藥沃之得法，亦有生者，法詳於後。

脈躁盛，不得汗，此陽盛之極也。陽盛而至於極，陰無容留之地，故亦曰死。然用藥開之得法，猶可生，法詳於後。

汗不出而顴赤，邪盛不得解也；噦，脾陰病也。陰陽齊病，治陽礙陰，治陰礙陽，故曰死也。泄而腹滿甚，脾陰病重也，亦系陰陽皆病。目不明，精散而氣脫也。《經》曰：精散視岐，又曰：氣脫者目不明。熱猶未已，仍鑠其精而傷其氣，不死得乎！老人嬰兒，一則孤陽已衰，一則稚陽未足，既得溫熱之陽病，又加腹滿之陰病，不必至於滿甚，而已有死道焉。汗不出為邪，陽盛，嘔為正陽衰；下血者，熱邪深入不得外出，必逼迫陰絡之血下注，亦為陰陽兩傷也。舌本爛，腎脈、膽脈、心脈皆循喉嚨系舌本，陽邪深入，則一陰一陽之火結於血分，腎水不得上濟，熱退猶可生，熱仍不止，故曰死也。欬而衄，邪閉肺絡，上行清道，汗出邪泄可生，不然則化源絶矣。髓熱者，邪入至深，至於腎部也。熱而痙，邪入至深，至於肝部也。以上九條，雖皆不可刺，後文亦間立治法，亦有可生者。太陽之脈色榮顴骨，為熱病者，按手太陽之脈，由目內眥斜絡於顴，而與足太陽交，名言叠出。

所謂一水不勝二火也。

是顴者，兩太陽交處也，太陽屬水，水受火沸，故色榮赤為熱病也；與厥陰脈爭見，厥陰，木也，水受火之反克，金不來生木，反生火，水無容足之地，故死速也。少陽之脈色榮頰前，為熱病者，按手少陽之脈，出耳前，過客主人前（足少陽穴），交頰至目銳眥，而交足少陽，是頰前兩少陽交處也，少陽屬相火，火色現於二經交會之處，故為熱病也；與少陰脈爭見，少陰屬君火，二火相熾，水難為受，故亦不出三日而死也。

九　《評熱病論》帝曰：有病溫者，汗出輒復熱，而脈躁疾，不為汗衰，狂言不能食，病名為何？岐伯曰：病名陰陽交，交者死也。人所以汗出者，皆生於穀，穀生於精。今邪氣交爭於骨肉，而得汗者，是邪卻而精勝也。精勝則當能食，而不復熱。復熱者，邪氣也，汗者，精氣也。今汗出而輒復熱者，邪氣勝也；不能食者，精無俾也；病而留者，其壽可立而傾也。且夫《熱論》曰：汗出而脈尚躁盛者死。今脈不與汗相應，此不勝其病也，其死明矣。狂言者，是失志，失志者死。今見三死，不見一生，雖愈必死也。

此節語意自明，經謂必死之證，誰敢謂生，然藥之得法，有可生之理，前所謂針藥各異用也，詳見後。

十　《刺熱篇》曰：肝熱病者，小便先黃，腹痛多臥，身熱。熱爭則狂言及驚，脇滿痛，手足躁，不得安臥，庚辛甚，甲乙大汗，氣逆則庚辛日死。刺足厥陰、少陽，其逆則頭痛員員，脈引衝頭也。

肝病小便先黃者，肝脈絡陰器；又肝主疏泄，肝病則失其疏泄之職，故小便先黃也。腹痛，多臥，木病克脾土也。熱爭，邪熱甚而與正氣相爭也。狂言及驚，手厥陰心包病也，兩厥陰同氣，熱爭，則手厥陰亦病也。脇滿痛，肝脈行身之兩旁，脇其要路也。手足躁不得安臥，肝主風，風淫四末，又木病克土，脾主四肢，木病熱，必吸少陰腎中真陰，陰傷，故騷擾不得安臥也。庚辛金日克木，故甚。甲乙肝木旺時，故汗出而愈。氣逆謂病重而不順其可愈之理，故逢其不勝之日而死也。刺足厥陰、少陽，厥陰系本臟，少陽、厥陰之腑也，並刺之者，病在臟，瀉其腑也。逆則頭痛以下，肝主升，病極而上升之故。

自庚辛日甚以下之理，餘臟倣此。

十一　心熱病者，先不樂，數日乃熱。熱爭則卒心痛，煩悶善嘔，頭痛面赤無汗；壬癸甚，丙丁大汗，氣逆則壬癸死。刺手少陰、太陽。

心病先不樂者，心包名膻中，居心下代君用事，《經》謂膻中為臣使之官，喜樂出焉，心病故不樂也。卒心痛，凡實痛，皆邪正相爭，熱爭，故卒然心痛也。煩悶，心主火，故煩，膻中氣不舒，故悶。嘔，肝病也，兩厥陰同氣，膻中代心受病，故熱甚而爭之後，肝病亦見也，且邪居膈上，多善嘔也。頭痛，火升也。面赤，火色也。無汗，汗為心液，心病故汗不得通也。

十二　脾熱病者，先頭重，頰痛，煩心，顏青，欲嘔，身熱；熱爭則腰痛，不可用俛仰，腹滿泄，兩頷痛；甲乙甚，戊己大汗，氣逆則甲乙死。刺足太陰、陽明。

脾病頭先重者，脾屬濕土，性重，《經》謂濕之中人也，首如裹，故脾病頭先重也。頰，少陽部也，土之與木，此負則彼勝，土病而木病亦見也。煩心，脾脈注心也。顏青欲嘔，亦木病也。腰痛不可用俛仰，腰為腎之腑，脾主制水，腎為司水之神，脾病不能制水，故腰痛；再脾病胃不能獨治，陽明主約束而利機關，故痛而至於不可用俛仰也。腹滿泄，脾經本病也。頷痛，亦木病也。

十三　肺熱病者，先淅然厥，起毫毛，惡風寒，舌上黃，身熱；熱爭則喘欬，痛走胸膺背，不得太息，頭痛不堪，汗出而寒；丙丁甚，庚辛大汗，氣逆則丙丁死。刺手太陰、陽明，出血如大豆，立已。

肺病先惡風寒者，肺主氣，又主皮毛，肺病則氣膹鬱，不得捍衛皮毛也。舌上黃者，肺氣不化，則濕熱聚而為黃苔也（按苔字，方書悉作胎。胎乃胎包之胎，特以苔生舌上，故從肉旁。不知古人借用之字甚多，蓋濕熱蒸而生苔，或黃、或白、或青、或黑，皆因病之深淺、或寒、或熱、或燥、或濕而然，如春夏間石上土坂之陰面生苔者然。故本論苔字。悉從草，不從肉）。喘，氣鬱極也。欬，火克金也。胸膺，背之腑也，皆天氣主之，肺主天氣，肺氣鬱極，故痛走胸膺背也，走者，不定之詞。不得太息，氣鬱之極也。頭痛不堪，亦天氣僨鬱之極也。汗出而寒，毛竅開，故汗出，汗出衛虛，故惡寒，又肺本惡寒也。

十四　腎熱病者，先腰痛，胻酸，苦渴數飲，身熱；熱爭則項痛而強，胻寒且酸，足下熱，不欲言，其逆則項痛，員員淡淡然；戊己甚，壬癸大汗，氣逆則戊己死。刺足少陰、太陽。

腎病腰先痛者，腰為腎之腑，又腎脈貫脊，會於督之長強穴。胻，腎脈入跟中，以上腨內，太陽之脈亦下貫腨內，腨卽胻也；酸，熱爍液也。苦渴數飲，腎主五液而惡燥，病熱則液傷而燥，故苦渴而飲水求救也。項，太陽之脈，從巔入絡腦，還出別下項；腎病至於熱爭，臟病甚而移之腑，故項痛而強也。胻寒且酸，胻義見上，寒，熱極為寒也；酸，熱爍液也。足下熱，腎脈從小指之下，邪趨足心湧泉穴，病甚而熱也。不欲言，心主言，腎病則水克火也。員員淡淡，狀其痛之甚而無奈也。

十五　肝熱病者，左頰先赤；心熱病者，顏先赤；脾熱病者，鼻先赤；肺熱病者，右頰先赤；腎熱病者，頤先赤。病雖未發，見赤色者刺之，名曰治未病。

此節言五臟欲病之先，必各現端緒於其部分，示人早治，以免熱爭則病重也。

十六　《熱論篇》帝曰：熱病已愈，時有所遺者，何也？岐伯曰：諸遺者，熱甚而強食之，故有所遺也。若此者，皆病已衰而熱有所藏，因其穀氣相薄，兩熱相合，故有所遺也。帝曰：治遺奈何？岐伯曰：

語妙可神會。

視其虛實，調其逆從，可使必已也。帝曰：病熱當何禁之？岐伯曰：病熱少愈，食肉則復，多食則遺，此其禁也。

此節言熱病之禁也，語意自明。大抵邪之著人也，每借有質以為依附，熱時斷不可食，熱退必須少食，如兵家堅壁清野之計，必俟熱邪盡退，而後可大食也。

十七 《刺法論》帝曰：余聞五疫之至，皆相染易，無問大小，病狀相似，不施救療，如何可得不相移易者？岐伯曰：不相染者，正氣存內，邪不可乾。

此言避疫之道。

按此下尚有避其毒氣若乾言，以其想青氣、想白氣等，近于祝由家言，恐後人附會之詞，故節之，要亦不能外『正氣存內、邪不可乾』二句之理，語意已盡，不必滋後學之惑也。

十八 《玉板論要》曰：病溫虛甚死。

病溫之人，精血虛甚，則無陰以勝溫熱，故死。

十九 《平人氣象論》曰：人一呼脈三動，一吸脈三動而躁，尺熱曰病溫，尺不熱脈滑曰病風，脈濇曰痺。

呼吸俱三動，是六七至脈矣，而氣象又急躁，若尺部肌肉熱，則為病溫。蓋溫病必傷金水二臟之津液，尺之脈屬腎，尺之穴屬肺也，此處肌肉熱，故知為病溫。其不熱而脈兼滑者，則為病風，風之傷人也，陽先受之，尺為陰，故不熱也。如脈動躁而兼濇，是氣有餘而血不足，病則為痺矣。

心苦為分明。

卷一

問心堂溫病條辨上焦篇（法五十八條方四十六首）

汪瑟菴先生參訂　吳瑭鞠通氏著

徵以園先生同參　受業姪嘉會校字

朱武曹先生點評　男廷蓮同校

風溫　溫熱　溫疫　溫毒　冬溫　暑溫

一　溫病者：有風溫、有溫熱、有溫疫、有溫毒、有暑溫、有濕溫、有秋燥、有冬溫、有溫瘧。

此九條，見於王叔和《傷寒例》中居多，叔和又牽引《難經》之文以神其說。按時推病，實有是證，叔和治病時，亦實遇是證。但叔和不能別立治法，而敘於《傷寒例》中，實屬蒙混，以《傷寒論》為治外感之妙法，遂將一切外感悉收入《傷寒例》中，而悉以治傷寒之法治之。後人亦不能打破此關，因仍苟簡，千餘年來，貽患無窮，皆叔和之作俑，無怪見駁于方有執、喻嘉言諸公也。然諸公雖駁叔和，亦未曾另立方法，喻氏雖立治法，仍不能脫卻傷寒圈子，弊與叔和無二，以致後人無所遵依。本論詳加考核，準古酌今，細立治法，除傷寒宗仲景法外，俾四時雜感，朗若列眉；未始非叔和有以肇其端，東垣、河間、安道、又可、嘉言、天士宏其議，熱濕兩字著眼。

而瑭得以善其後也。

風溫者，初春陽氣始開，厥陰行令，風夾溫也。溫熱者，春末夏初，陽氣弛張，溫盛為熱也。溫疫者，厲氣流行，多兼穢濁，家家如是，若役使然也。溫毒者，諸溫夾毒，穢濁太甚也。暑溫者，正夏之時，暑病之偏於熱者也。濕溫者，長夏初秋，濕中生熱，卽暑病之偏於濕者也。秋燥者，秋金燥烈之氣也。冬溫者，冬應寒而反溫，陽不潛藏，民病溫也。溫瘧者，陰氣先傷，又因于暑，陽氣獨發也。

按諸家論溫，有顧此失彼之病，故是編首揭諸溫之大綱，而名其書曰『溫病條辨』。

二　凡病溫者，始于上焦，在手太陰。

傷寒由毛竅而入，自下而上，始足太陽。足太陽膀胱屬水，寒卽水之氣，同類相從，故病始於此。古來但言膀胱主表，殆未盡其義。肺者，皮毛之合也，獨不主表乎（按人身一臟一腑主表之理，人皆習焉不察。以三才大道言之：天為萬物之大表，天屬金，人之肺亦屬金，肺主皮毛，《經》曰皮應天，天一生水；地支始於子，而亥為天門，乃貞元之會；人之膀胱為寒水之腑；故俱同天氣，而俱主表也）！治法必以仲景六經次傳為祖法。溫病由口鼻而入，自上而下，鼻通於肺，始手太陰。太陰金也，溫者火之氣，風者火之母，火未有不克金者，故病始於此，必從河間三焦定論。再寒為陰邪，雖《傷寒論》中亦言中風，此風從西北方來，乃觱發之寒風也，最善收引，陰盛必傷陽，故首鬱遏太陽經中之陽氣，而為頭痛身熱等證。太陽陽腑也，傷寒陰邪也，陰盛傷人之陽也。溫為陽邪，此論中亦言風字從無人辨析至此。

提綱。

傷風，此風從東方來，乃解凍之溫風也，最善發泄，陽盛必傷陰，故首鬱遏太陰經中之陰氣，而為咳嗽、自汗、口渴、頭痛、身熱、尺熱等證。太陰，陰臟也，溫熱陽邪也，陽盛傷人之陰也。陰陽兩大法門之辨，可了然於心目間矣。

夫大明生於東，月生於西，舉凡萬物，莫不由此少陽、少陰之氣以為生成，故萬物皆可名之曰東西。人乃萬物之統領也，得東西之氣最全，乃與天地東西之氣相應。其病也，亦不能不與天地東西之氣相應。東西者，陰陽之道路也。由東而往，為木、為風、為溫、為火、為熱，濕土居中，與火交而成暑，火也者，南也。由西而往，為金、為燥、為水、為寒，水也者，北也。水火者，陰陽之徵兆也；南北者，陰陽之極致也。天地運行此陰陽以化生萬物，故曰天之無恩而大恩生。天地運行之陰陽和平，人生之陰陽亦和平，安有所謂病也哉！天地與人之陰陽，一有所偏，即為病也。偏之淺者病淺，偏之深者病深；偏于火者病溫、病熱，偏于水者病清、病寒，此水火兩大法門之辨，醫者不可不知。燭其為水之病也，而溫之熱之；燭其為火之病也，而涼之寒之，各救其偏，以抵于平和而已。非如鑒之空，一塵不染，如衡之平，毫無倚著，不能暗合道妙，豈可各立門戶，專主于寒熱溫涼一家之論而已哉！瑭因辨寒病之原于水，溫病之原於火也，而並及之。

醫學總論。偏於補瀉者，厥罪惟均。

三　太陰之為病，脈不緩不緊而動數，或兩寸獨大，尺膚熱，頭痛，微惡風寒，身熱自汗，口渴，或不渴，而咳，午後熱甚者，名曰溫病。

不緩，則非太陽中風矣；不緊，則非太陽傷寒矣；動數者，風火相煽之象，《經》謂之躁；兩寸獨大，火克金也。尺膚熱，尺部肌膚熱甚，火反克水也。頭痛、惡風寒、身熱自汗，與太陽中風無異，此處最足以相混，於何辨之？於脈動數，不緩不緊，證有或渴、或咳、尺熱、午後熱甚辨之。太陽頭痛，風寒之邪，循太陽經上至頭與項，而項強頭痛也。太陰之頭痛，肺主天氣，天氣鬱，則頭亦痛也，且春氣在頭，又火炎上也。吳又可謂浮泛太陽經者，臆說也。傷寒之惡寒，太陽屬寒水而主表，故惡風寒，溫病之惡寒，肺合皮毛而亦主表，故亦惡風寒也。太陽病則周身之陽氣鬱，故身熱；肺主化氣，肺病不能化氣，氣鬱則身亦熱也。太陽自汗，風疎衛也；太陰自汗，皮毛開也，肺亦主衛。渴，火克金也。咳，肺氣鬱也。午後熱甚，濁邪歸下，又火旺時也，又陰受火克之象也。

四　太陰風溫、溫熱、溫疫、冬溫，初起惡風寒者，桂枝湯主之；但熱不惡寒而渴者，辛涼平劑銀翹散主之。溫毒、暑溫、濕溫、溫瘧，不在此例。

按仲景《傷寒論》原文，太陽病（謂如太陽證，即上文頭痛身熱惡風自汗也），但惡熱不惡寒而渴者，名曰溫病，桂枝湯主之。蓋溫病忌汗，最喜解肌，桂枝本為解肌，且桂枝芳香化濁，芍藥收陰斂液，甘草敗毒和中，薑、棗調和營衛，溫病初起，原可用之。此處卻變易前法，惡風寒者主以桂枝，不惡風寒主以辛涼者，非敢擅違古訓也。仲景所云不惡風寒者，非全不惡風寒也，其先亦惡風寒，迨既熱之後，乃不惡風寒耳。古文簡、質，且對太陽中風熱時亦惡風寒言之，故不暇詳耳。蓋寒水之病，冬氣也，非辛溫春夏之氣，不足以解之，雖曰溫病，既惡風寒，明是溫自內發，風寒從外搏，成內熱外寒之證，故仍舊用桂枝辛溫解肌法，俾得微汗，而寒熱之邪皆解矣。溫熱之邪，春夏氣也，不惡風寒，則不兼寒風可知，此非辛涼秋金之氣，不足以解之。桂枝辛溫，以之治溫，是以火濟火也，故改從《內經》『風淫於內、治以辛涼、佐以苦甘』法。

全書力闢以溫治溫之非，而以桂枝發端，明乎外寒搏內熱，或非寒時而感寒氣者，本可用之。而純乎溫病者不可用，明矣。又按：外寒搏內熱及非時傷風，春秋皆有之，即暑中亦有之，皆可少投辛溫，但須辨之清切耳。

桂枝湯方

桂枝（六錢） 芍藥（三錢，炒） 炙甘草（二錢） 生薑（三片） 大棗（二枚，去核）

煎法服法，必如《傷寒論》原文而後可，不然，不惟失桂枝湯之妙，反生他變，病必不除。

汪按：麻黃、桂枝，即系肺藥，故傳足不傳手，前人多不以為然，但人之經絡相通，而天之感氣則異，故治法不同也。

辛涼平劑銀翹散方

連翹（一兩） 銀花（一兩） 苦桔梗（六錢） 薄荷（六錢） 竹葉（四錢） 生甘草（五錢） 芥穗（四錢） 淡豆豉（五錢）

牛蒡子（六錢）

右杵為散，每服六錢，鮮葦根湯煎，香氣大出，即取服，勿過煮。肺藥取輕清，過煮則味厚而入中焦矣。病重者，約二時一服，日三服，夜一服；輕者三時一服，日二服，夜一服；病不解者，作再服。蓋肺位最高，藥過重，則過病所，少用又有病重藥輕之患，故從普濟消毒飲時時輕揚法。今人亦間有用辛涼法者，多不見效，

妙甚。

要著。

精能之至。

蓋病大藥輕之故，一不見效，遂改弦易轍，轉去轉遠，即不更張，緩緩延至數日後，必成中下焦證矣。胸膈悶者，加藿香三錢、鬱金三錢，護膻中；渴甚者，加花粉；項腫咽痛者，加馬勃、元參；衄者，去芥穗、豆豉，加白茅根三錢、側柏炭三錢、梔子炭三錢；咳者，加杏仁利肺氣；二三日病猶在肺，熱漸入裏，加細生地、麥冬保津液；再不解，或小便短者，加知母、黃芩、梔子之苦寒，與麥、地之甘寒，合化陰氣，而治熱淫所勝。

〔方論〕按溫病忌汗，汗之不惟不解，反生他患。蓋病在手經，徒傷足太陽無益；病自口鼻吸受而生，徒發其表亦無益也。且汗為心液，心陽受傷，必有神明內亂、讝語癲狂、內閉外脫之變。再，誤汗雖曰傷陽，汗乃五液之一，未始不傷陰也。《傷寒論》曰：『尺脈微者為裏虛，禁汗。』其義可見。其曰傷陽者，特舉其傷之重者而言之耳。溫病最善傷陰，用藥又復傷陰，豈非為賊立幟乎？此古來用傷寒法治溫病之大錯也。至若吳又可開首立一達原飲，其意以為直透膜原，使邪速潰，其方施于藜藿壯實人之溫疫病，容有愈者，芳香辟穢之功也；若施於膏粱紈袴，及不甚壯實人，未有不敗者。蓋其方中首用檳榔、草果、厚朴為君。夫檳榔，子之堅者也，諸子皆降，檳榔苦辛而溫，體重而堅，由中走下，直達肛門，中、下焦藥也；草果亦子也，其氣臭烈大熱，其味苦，太陰脾經之劫藥也；厚朴苦溫，亦中焦藥也。豈有上焦溫病，首用中下焦苦溫雄烈劫奪之品，先劫少陰津液之理！知母、黃芩，亦皆中焦苦燥裏藥，豈可用乎？況又有溫邪游溢三陽之說，而有三陽經之羌活、葛根、柴胡加法，是仍以傷寒之法雜之，全不知溫病治法，後人止謂其不分三焦，猶淺說也。其三消飲加入大黃、芒硝，惟邪入陽明，氣體稍壯者，幸得以下而解，或戰汗而解，然往往成弱證，虛甚者則死矣。況邪有在衛者，著眼。止此二語，沾丐後學無窮矣。

在胸中者，在營者，入血者，妄用下法，其害可勝言耶？豈視人與鐵石一般，並非氣血生成者哉？究其始意，原以矯世醫以傷寒法治病溫之弊，頗能正陶氏之失，奈學未精純，未足為法。至喻氏、張氏多以傷寒三陰經法治溫病，其說亦非，以世醫從之者少，而宗又可者多，故不深辯耳。本方謹遵《內經》『風淫於內，治以辛涼，佐以苦甘；熱淫於內，治以鹹寒，佐以甘苦』之訓（王安道《溯洄集》，亦有溫暑當用辛涼，不當用辛溫之論，謂仲景之書，為即病之傷寒而設，並未嘗為不即病之溫暑而設。張鳳逵集治暑方，亦有暑病首用辛涼，繼用甘寒，再用酸泄酸斂，不必用下之論。皆先得我心者）。又宗喻嘉言芳香逐穢之說，用東垣清心涼膈散，辛涼苦甘。病初起，且去入裏之黃芩，勿犯中焦；加銀花辛涼，芥穗芳香，散熱解毒；牛蒡子辛平潤肺，解熱散結，除風利咽；皆手太陰藥也。合而論之，《經》謂『冬不藏精，春必病溫』，又謂『藏於精者，春不病溫』，又謂『病溫虛甚死』，可見病溫者，精氣先虛。此方之妙，預護其虛，純然清肅上焦，不犯中下，無開門揖盜之弊，有輕以去實之能，用之得法，自然奏效，此葉氏立法，所以迥出諸家也。

五　太陰溫病，惡風寒，服桂枝湯已，惡寒解，餘病不解者，銀翹散主之；餘證悉減者，減其制。

太陰溫病，總上條所舉而言也。惡寒已解，是全無風寒，止餘溫病，即禁辛溫法，改從辛涼。減其制者，減銀翹散之制也。

六　太陰風溫，但咳，身不甚熱，微渴者，辛涼輕劑桑菊飲主之。

咳，熱傷肺絡也。身不甚熱，病不重也。渴而微，熱不甚也。恐病輕藥重，故另立輕劑方。

辛涼輕劑桑菊飲方

杏仁（二錢）　連翹（一錢五分）　薄荷（八分）　桑葉（二錢五分）　菊花（一錢）　苦梗（二錢）　甘草（八分）　葦根（二錢）

水二杯，煮取一杯，日二服。二三日不解，氣粗似喘，燥在氣分者，加石膏、知母；舌絳暮熱，甚燥，邪初入營，加元參二錢、犀角一錢；在血分者，去薄荷、葦根，加麥冬、細生地、玉竹、丹皮各二錢；肺熱甚加黃芩；渴者加花粉。

〔方論〕此辛甘化風、辛涼微苦之方也。蓋肺為清虛之臟，微苦則降，辛涼則平，立此方所以避辛溫也。今世僉用杏蘇散通治四時咳嗽，不知杏蘇散辛溫，只宜風寒，不宜風溫，且有不分表裏之弊。此方獨取桑葉、菊花者：桑得箕星之精，箕好風，風氣通於肝，故桑葉善平肝風；春乃肝令而主風，木旺金衰之候，故抑其有餘，桑葉芳香有細毛，橫紋最多，故亦走肺絡而宣肺氣。菊花晚成，芳香味甘，能補金水二臟，故用之以補其不足。

吃緊語。

風溫咳嗽，雖系小病，常見誤用辛溫重劑銷鑠肺液，致久嗽成勞者不一而足。聖人不忽于細，必謹於微，醫者於此等處，尤當加意也。

七　太陰溫病，脈浮洪，舌黃，渴甚，大汗，面赤，惡熱者，辛涼重劑白虎湯主之。

篇中屢言保津液，讀者不可忽也。

脈浮洪，邪在肺經氣分也。舌黃，熱已深。渴甚，津已傷也。大汗，熱逼津液也。面赤，火炎上也。惡熱，邪欲出而未遂也。辛涼平劑焉能勝任，非虎嘯風生，金飈退熱，而又能保津液不可，前賢多用之。

辛涼重劑白虎湯方

生石膏（一兩，研）　知母（五錢）　生甘草（三錢）　白粳米（一合）

水八杯，煮取三杯，分溫三服，病退，減後服，不知，再作服。

〔方論〕義見法下，不再立論，下仿此。

八　太陰溫病，脈浮大而芤，汗大出，微喘，甚至鼻孔扇者，白虎加人參湯主之；脈若散大者，急用之，倍人參。

浮大而芤，幾於散矣，陰虛而陽不固也。補陰藥有鞭長莫及之虞，惟白虎退邪陽，人參固正陽，使陽能生陰，乃救化源欲絕之妙法也。汗湧，鼻扇，脈散，皆化源欲絕之徵兆也。

白虎加人參湯方

卽于前方內，加人參三錢。

九　白虎本為達熱出表，若其人脈浮弦而細者，不可與也；脈沉者，不可與也；不渴者，不可與也；

此思患預防之義。

汗不出者，不可與也；常須識此，勿令誤也。

此白虎之禁也。按白虎剽悍，邪重非其力不舉，用之得當，原有立竿見影之妙，若用之不當，禍不旋踵。懦者多不敢用，未免坐誤事機；孟浪者，不問其脈證之若何，一概用之，甚至石膏用至觔餘之多，應手而效者固多，應手而斃者亦復不少，皆未眞知確見其所以然之故，故手下無准的也。

十　太陰溫病，氣血兩燔者，玉女煎去牛膝加元參主之。

氣血兩燔，不可專治一邊，故選用張景岳氣血兩治之玉女煎。去牛膝者，牛膝趨下，不合太陰證之用。改熟地為細生地者，亦取其輕而不重，涼而不溫之義，且細生地能發血中之表也。加元參者，取其壯水制火，預防咽痛、失血等證也。

玉女煎去牛膝熟地加細生地元參方（辛涼合甘寒法）

生石膏（一兩）　知母（四錢）　元參（四錢）　細生地（六錢）　麥冬（六錢）

水八杯，煮取三杯，分二次服，渣再煮一鍾服。

十一　太陰溫病，血從上溢者，犀角地黃湯合銀翹散主之。有中焦病者，以中焦法治之。若吐粉紅血水者，死不治；血從上溢，脈七八至以上，面反黑者，死不治；可用清絡育陰法。

危矣哉，亦微矣哉！

血從上溢，溫邪逼迫血液上走清道，循清竅而出，故以銀翹散敗溫毒，以犀角地黃清血分之伏熱，而救水卽所以救金也。至粉紅水非血非液，實血與液交迫而出，有燎原之勢，化源速絕。血從上溢，而脈至七八至，面反黑，火極而似水，反兼勝己之化也，亦燎原之勢莫制，下焦津液虧極，不能上濟君火，君火反與溫熱之邪合德，肺金其何以堪，故皆主死。化源絕，乃溫病第一死法也。仲子曰：敢問死？孔子曰：未知生，焉知死。瑭以為醫者不知死，焉能救生。細按溫病死狀百端，大綱不越五條。在上焦有二：一曰肺之化源絕者死；二曰心神內閉，內閉外脫者死。在中焦亦有二：一曰陽明太實，土克水者死；二曰脾鬱發黃，黃極則諸竅為閉，穢濁塞竅者死。在下焦則無非熱邪深入，消鑠津液，涸盡而死也。

犀角地黃湯方（見下焦篇）

銀翹散（方見前）

已用過表藥者，去豆豉、芥穗、薄荷。

十二　太陰溫病，口渴甚者，雪梨漿沃之；吐白沫黏滯不快者，五汁飲沃之。

此皆甘寒救液法也。

雪梨漿方（甘冷法）

以甜水梨大者一枚薄切，新汲涼水內浸半日，時時頻飲。

五汁飲方（甘寒法）

梨汁　勃薺汁　鮮葦根汁　麥冬汁　藕汁（或用蔗漿）

臨時斟酌多少，和勻涼服，不甚喜涼者，重湯燉溫服。

十三　太陰病，得之二三日，舌微黃，寸脈盛，心煩懊憹，起臥不安，欲嘔不得嘔，無中焦證，梔子豉湯主之。

溫病二三日，或已汗，或未汗，舌微黃，邪已不全在肺中矣。寸脈盛，心煩懊憹，起臥不安，欲嘔不得，邪在上焦膈中也。在上者因而越之，故湧之以梔子，開之以香豉。

梔子豉湯方（酸苦法）

梔子（五枚，搗碎）　香豆豉（六錢）

水四杯，先煮梔子數沸，後納香豉，煮取二杯，先溫服一杯，得吐止後服。

十四　太陰病，得之二三日，心煩不安，痰涎壅盛，胸中痞塞欲嘔者，無中焦證，瓜蒂散主之，虛者加參、蘆。

此與上條有輕重之分，有有痰無痰之別。重劑不可輕用，病重藥輕，又不能了事，故上條止用梔子豉湯此等處皆深得仲景意，而人不解此久矣。著眼。

快湧膈中之熱，此以痰涎壅盛，必用瓜蒂散急吐之，恐邪入包宮而成痙厥也。瓜蒂，梔子之苦寒，合赤小豆之甘酸，所謂酸苦湧泄為陰，善吐熱痰，亦在上者因而越之方也。

瓜蒂散方（酸苦法）

甜瓜蒂（一錢）　赤小豆（二錢，研）　山梔子（二錢）

水二杯，煮取一杯，先服半杯，得吐止後服，不吐再服。虛者加人參蘆一錢五分。

十五　太陰溫病，寸脈大，舌絳而乾，法當渴，今反不渴者，熱在營中也，清營湯去黃連主之。

渴乃溫之本病，今反不渴，滋人疑惑；而舌絳且乾，兩寸脈大，的系溫病。蓋邪熱入營蒸騰，營氣上升，故不渴，不可疑不渴非溫病也，故以清營湯清營分之熱，去黃連者，不欲其深入也。

清營湯方（見暑溫門中）

十六　太陰溫病，不可發汗，發汗而汗不出者，必發斑疹，汗出過多者，必神昏讝語。發斑者，化斑湯主之；發疹者，銀翹散去豆豉，加細生地、丹皮、大青葉，倍元參主之。禁升麻、柴胡、當歸、防風、羌活、白芷、葛根、三春柳。神昏讝語者，清宮湯主之，牛黃丸、紫雪丹、局方至寶丹亦主之。

溫病忌汗者，病由口鼻而入，邪不在足太陽之表，故不得傷太陽經也。時醫不知而誤發之，若其人熱甚血燥，不能蒸汗，溫邪鬱於肌表血分，故必發斑疹也。若其人表疎，一發而汗出不止，汗為心液，誤汗亡陽，心陽傷而神明亂，中無所主，故神昏。心液傷而心血虛，心以陰為體，心陰不能濟陽，則心陽獨亢，心主言，故譫語不休也。且手經逆傳，世罕知之，手太陰病不解，本有必傳手厥陰心包之理，況又傷其氣血乎！

化斑湯方

石膏（一兩） 知母（四錢） 生甘草（三錢） 元參（三錢） 犀角（二錢） 白粳米（一合）

水八杯，煮取三杯，日三服，渣再煮一鐘，夜一服。

〔方論〕此熱淫於內，治以鹹寒，佐以苦甘法也。前人悉用白虎湯作化斑湯者，以其為陽明證也。陽明主肌肉，斑家遍體皆赤，自內而外，故以石膏清肺胃之熱，知母清金保肺而治陽明獨勝之熱，甘草清熱解毒和中，粳米清胃熱而保胃液，白粳米陽明燥金之歲穀也。本論獨加元參、犀角者，以斑色正赤，木火太過，其變最速，但用白虎燥金之品，清肅上焦，恐不勝任，故加元參啟腎經之氣，上交於肺，庶水天一氣，上下迴圈，不致泉源暴絕也，犀角鹹寒，稟水木火相生之氣，為靈異之獸，具陽剛之體，主治百毒蠱疰，邪鬼瘴氣，取其鹹寒，救腎水，以濟心火，托斑外出，而又敗毒辟瘟也；再病至發斑，不獨在氣分矣，故加二味涼血之品。

微妙可思。

著眼。

銀翹散去豆豉加細生地丹皮大青葉倍元參方

即於前銀翹散內去豆豉，加：

細生地（四錢） 大青葉（三錢） 丹皮（三錢） 元參（加至一兩）

〔方論〕銀翹散義見前。加四物，取其清血熱；去豆豉，畏其溫也。

按吳又可有托裏舉斑湯，不言疹者，混斑疹為一氣也。考溫病中發疹者，十之七八，發斑者十之二三。蓋斑乃純赤，或大片，為肌肉之病，故主以化斑湯，專治肌肉；疹系紅點高起，麻、瘄、沙皆一類，系血絡中病，故主以芳香透絡，辛涼解肌，甘寒清血也。其托裏舉斑湯方中用歸、升、柴、芷、川山甲，皆溫燥之品，豈不畏其灼津液乎？且前人有痘宜溫、疹宜涼之論，實屬確見，況溫疹更甚于小兒之風熱疹乎！其用升、柴，取其升發之義，不知溫病多見於春夏發生之候，天地之氣，有升無降，豈用再以升藥升之乎？且《經》謂『冬藏精者，春不病溫』，是溫病之人，下焦精氣久已不固，安庸再升其少陽之氣，使下竭上厥乎！《經》謂『無實實，無虛虛，必先歲氣，無伐天和』，可不知耶？後人皆尤而效之，實不讀經文之過也。

再按時人發溫熱之表，二三日汗不出者，即云斑疹蔽伏，不惟用升、柴、羌、葛，且重以山川柳發之。不知山川柳一歲三花，故得三春之名，俗轉音三春為山川，此柳古稱檉木，詩所謂『其檉其椐』者是也。其性大辛大溫，生髮最速，橫枝極細，善能入絡，專發虛寒白疹，若溫熱氣血沸騰之赤疹，豈非見之如讎仇乎？夫善治溫病者，原可不必出疹，即有邪鬱二三日，或三五日，既不得汗，有不得不疹之勢，亦可重者化輕，輕者化無，若一派辛溫剛燥，氣受其災而移熱於血，豈非自造斑疹乎？再時醫每於疹已發出，便稱放心，不知邪熱熾甚之時，正當謹慎，一有疏忽，為害不淺。再疹不忌瀉，若裏結須微通之，不可令大泄，致內虛下陷，法在中焦篇。

體會入微。

汪按：三春柳，一名西河柳，又名觀音柳，《圖經》《別錄》未載，自繆希雍《廣筆記》盛推其治疹之功，而用者遂多。不知寒疹須發，溫疹不須發，可用辛涼，不可用辛溫也。木綿紗之類同此。疹以瀉為順，忌升提，忌補澀，亦不宜下，以犯中下二焦。其疹痢者，當苦寒堅陰，治屬中下。

清宮湯方

元參心（三錢） 蓮子心（五分） 竹葉卷心（二錢） 連翹心（二錢） 犀角尖（二錢，磨衝） 連心麥冬（三錢）

〔加減法〕熱痰盛加竹瀝、梨汁各五匙；咯痰不清，加瓜蔞皮一錢五分；熱毒盛加金汁、人中黃；漸欲神昏，加銀花三錢、荷葉二錢、石菖蒲一錢。

〔方論〕此鹹寒甘苦法，清膻中之方也。謂之清宮者，以膻中為心之宮城也。俱用心者，凡心有生生不已之意，心能入心，即以清穢濁之品，便補心中生生不已之生氣，救性命於微芒也。火能令人昏，水能令人清，神昏讝語，水不足而火有餘，又有穢濁也。且離以坎為體，元參味苦屬水，補離中之虛；犀角靈異味鹹，辟穢解毒，所謂靈犀一點通，善通心氣，色黑補水，亦能補離中之虛，故以二物為君。蓮心甘苦鹹，倒生根，由心走腎，能使心火下通於腎，又回環上升，能使腎水上潮於心，故以為使。連翹象心，心能退心熱。竹葉心銳而中空，能通竅清火，故以為佐。麥冬之所以用心者，《本經》稱其主心腹結氣，傷中傷飽，胃脈絡絕，試問去心，焉能散結氣，補傷中，通傷飽，續胃脈絡絕哉？蓋麥冬稟少陰癸水之氣，一本橫生，根顆連絡，有十二枚者，有十四五枚者，所以然之故，手足三陽三陰之絡，共有十二，加任之尾翳，督之長強，共十四，又加脾之大絡，體用字著眼。

共十五，此物性合人身自然之妙也，惟聖人能體物象，察物情，用麥冬以通續絡脈。命名與天冬並稱門冬者，冬主閉藏，門主開轉，謂其有開合之功能也。其妙處全在一心之用，從古並未有去心之明文，張隱庵謂不知始自何人，相沿已久而不可改，瑭遍考始知自陶弘景始也，蓋陶氏惑于諸心入心，能令人煩之一語，不知麥冬無毒，載在上品，久服身輕，安能令人煩哉！如參、朮、芪、草，以及諸仁諸子，莫不有心，亦皆能令人煩而悉去之哉？陶氏之去麥冬心，智者千慮之失也。此方獨取其心，以散心中穢濁之結氣，故以之為臣。

安宮牛黃丸方

牛黃（一兩） 鬱金（一兩） 犀角（一兩） 黃連（一兩） 朱砂（一兩） 梅片（二錢五分） 麝香（二錢五分） 眞珠（五錢） 山梔（一兩） 雄黃（一兩） 金箔衣 黃芩（一兩）

右為極細末，煉老蜜為丸，每丸一錢，金箔為衣，蠟護。脈虛者，人參湯下；脈實者銀花薄荷湯下，每服一丸。兼治飛屍卒厥，五癇中惡，大人小兒痙厥之因於熱者。大人病重體實者，日再服，甚至日三服；小兒服半丸，不知再服半丸。

〔方論〕此芳香化穢濁而利諸竅，鹹寒保腎水而安心體，苦寒通火腑而瀉心用之方也。牛黃得日月之精，通心主之神。犀角主治百毒，邪鬼瘴氣。眞珠得太陰之精，而通神明，合犀角補水救火。鬱金草之香，梅片木之香（按冰片，洋外老杉木浸成，近世以樟腦打成偽之，樟腦發水中之火，為害甚大，斷不可用），雄黃石之香，麝香乃精血之香，合四香以為用，使閉錮之邪熱溫毒深在厥陰之分者，一齊從內透出，而邪穢自消，神明可復也。黃連瀉心火，梔子瀉心與三焦之火，黃芩瀉膽、肺之火，使邪火隨諸香一齊俱散也。朱砂補心體，瀉心用，合金箔墜痰而鎮固，再合眞珠、犀角為督戰之主帥也。

紫雪丹方（從《本事方》去黃金）

滑石（一觔）　石膏（一觔）　寒水石（一觔）

磁石（水煮二觔，擣煎去渣入後藥）　羚羊角（五兩）　木香（五兩）

犀角（五兩）　沉香（五兩）　丁香（一兩）　升麻（一觔）　元參（一觔）　炙甘草（半觔）

以上八味，並擣銼，入前藥汁中煎，去渣入後藥。

朴硝、硝石各二觔，提淨，入前藥汁中，微火煎，不住手將柳木攪，候汁欲凝，再加入後二味。

辰砂（三兩，研細）　麝香（一兩二錢，研細入煎藥拌勻）

合成退火氣，冷水調服一二錢。

〔方論〕諸石利水火而通下竅。磁石、元參補肝腎之陰，而上濟君火。犀角、羚羊瀉心、膽之火。甘草和諸藥而敗毒，且緩肝急。諸藥皆降，獨用一味升麻，蓋欲降先升也。諸香化穢濁，或開上竅，或開下竅，使神明不致坐困於濁邪而終不克復其明也。丹砂色赤，補心而通心火，內含汞而補心體，為坐鎮之用。諸藥用氣，硝獨用質者，以其水鹵結成，性峻而易消，瀉火而散結也。

局方至寶丹方

著眼。

犀角（一兩，鎊）　朱砂（一兩，飛）　琥珀（一兩，研）　玳瑁（一兩，鎊）　牛黃（五錢）　麝香（五錢）

以安息重湯燉化，和諸藥為丸一百丸，蠟護。

〔方論〕此方會萃各種靈異，皆能補心體，通心用，除邪穢，解熱結，共成撥亂反正之功。大抵安宮牛黃丸最涼，紫雪次之，至寶又次之，主治畧同，而各有所長，臨用對證斟酌可也。

十七　邪入心包，舌蹇肢厥，牛黃丸主之，紫雪丹亦主之。

厥者，盡也。陰陽極造其偏，皆能致厥。傷寒之厥，足厥陰病也。溫熱之厥，手厥陰病也。舌卷囊縮，雖同系厥陰現證，要之舌屬手，囊屬足也。蓋舌為心竅，包絡代心用事，腎囊前後，皆肝經所過，斷不可以陰陽二厥混而為一，若陶節庵所云『冷過肘膝，便為陰寒』，恣用大熱。再熱厥之中亦有三等：有邪在絡居多，而陽明證少者，則從芳香，本條所云是也；有邪搏陽明，陽明太實，上衝心包，神迷肢厥，甚至通體皆厥，當從下法，本論載入中焦篇；有日久邪殺陰虧而厥者，則從育陰潛陽法，本論載入下焦篇。

牛黃丸、紫雪丹方（並見前）

十八　溫毒咽痛喉腫，耳前耳後腫，頰腫，面正赤，或喉不痛，但外腫，甚則耳聾，俗名大頭溫、蝦蟆溫者，普濟消毒飲去柴胡、升麻主之，初起一二日，再去芩、連，三四日加之佳。

溫毒者，穢濁也。凡地氣之穢，未有不因少陽之氣而自能上升者，春夏地氣發泄，故多有是證；秋冬地氣，間有不藏之時，亦或有是證；人身之少陰素虛，不能上濟少陽，少陽升騰莫制，亦多成是證；小兒純陽火多，陰未充長，亦多有是證。咽痛者，《經》謂『一陰一陽結，謂之喉痺』。蓋少陰少陽之脈，皆循喉嚨，少陰主君火，少陽主相火，相濟為災也。耳前耳後頰前腫者，皆少陽經脈所過之地，頰車不獨為陽明經穴也。面赤者，火色也。甚則耳聾者，兩少陽之脈，皆入耳中，火有餘則清竅閉也。治法總不能出李東垣普濟消毒飲之外。其方之妙，妙在以涼膈散為主，而加化清氣之馬勃、僵蠶、銀花，得輕可去實之妙；再加元參、牛蒡、板藍根，敗毒而利肺氣，補腎水以上濟邪火；去柴胡、升麻者，以升騰飛越太過之病，不當再用升也，說者謂其引經，亦甚愚矣！凡藥不能直至本經者，方用引經藥作引，此方皆系輕藥，總走上焦，開天氣，肅肺氣，豈須用升、柴直升經氣耶？去黃芩、黃連者，芩連裏藥也，病初起未至中焦，不得先用裏藥，故犯中焦也。

普濟消毒飲去升麻柴胡黃芩黃連方

連翹（一兩） 薄荷（三錢） 馬勃（四錢） 牛蒡子（六錢） 芥穗（三錢） 僵蠶（五錢） 元參（一兩） 銀花（一兩） 板藍根（五錢） 苦梗（一兩） 甘草（五錢）

右共為粗末，每服六錢，重者八錢。鮮葦根湯煎，去渣服，約二時一服，重者一時許一服。

十九　溫毒外腫，水仙膏主之，並主一切癰瘡。

此治溫毒第一捷徑法門也。

按水仙花得金水之精，隆冬開花，味苦微辛，寒滑無毒，苦能降火敗毒，辛能散邪熱之結，寒能勝熱，滑能利痰，其妙用全在汁之膠粘，能拔毒外出，使毒邪不致深入臟腑傷人也。

水仙膏方

水仙花根，不拘多少，剝去老赤皮與根須，入石臼搗如膏，敷腫處，中留一孔出熱氣，乾則易之，以肌膚上生黍米大小黃瘡為度。

二十 溫毒敷水仙膏後，皮間有小黃瘡如黍米者，不可再敷水仙膏，過敷則痛甚而爛，三黃二香散主之。

三黃取其峻瀉諸火，而不爛皮膚，二香透絡中餘熱而定痛。

三黃二香散方（苦辛芳香法）

黃連（一兩） 黃柏（一兩） 生大黃（一兩） 乳香（五錢） 沒藥（五錢）

右為極細末，初用細茶汁調敷，乾則易之，繼則用香油調敷。

二一 溫毒神昏讝語者，先與安宮牛黃丸、紫雪丹之屬，繼以清宮湯。

安宮牛黃丸、紫雪丹、清宮湯（方法並見前）

著眼。

不知守先聖成法者，不可與讀此書。

暑溫

二二　形似傷寒，但右脈洪大而數，左脈反小於右，口渴甚，面赤，汗大出者，名曰暑溫，在手太陰，白虎湯主之；脈芤甚者，白虎加人參湯主之。

此標暑溫之大綱也。按溫者熱之漸，熱者溫之極也。溫盛為熱，木生火也。熱極濕動，火生土也。上熱下濕，人居其中而暑成矣。若純熱不兼濕者，仍歸前條溫熱例，不得混入暑也。形似傷寒者，謂頭痛、身痛、發熱惡寒也。水火極不同性，各造其偏之極，反相同也。故經謂水極而似火也，火極而似水也。傷寒，傷於水氣之寒，故先惡寒而後發熱，寒欝人身衛陽之氣而為熱也，故仲景《傷寒論》中，有已發熱或未發之文。若傷暑則先發熱，熱極而後惡寒，蓋火盛必克金，肺性本寒，而復惡寒也。然則傷暑之發熱惡寒，雖與傷寒相似，其所以然之故實不同也，學者誠能究心於此，思過半矣。脈洪大而數，甚則芤，對傷寒之脈浮緊而言也。獨見於右手者，對傷寒之左脈大而言也，右手主上焦氣分，且火克金也，暑從上而下，不比傷寒從下而上，左手主下焦血分也，故傷暑之左脈反小於右。口渴甚面赤者，對傷寒太陽證，面不赤，口不渴而言也；火爍津液，故口渴，火甚未有不煩者，面赤者，煩也，煩字從火後頁，謂火現於面也。汗大出者，對傷寒汗不出而言也。首白虎例者，蓋白虎乃秋金之氣，所以退煩暑，白虎為暑溫之正例也，其源出自《金匱》，守先聖之成法也。

白虎湯、白虎加人參湯方（並見前）

二三　《金匱》謂太陽中暍，發熱惡寒，身重而疼痛，其脈弦細芤遲，小便已，灑然毛聳，手足逆冷，小有勞，身卽熱，口開前板齒燥，若發其汗，則惡寒甚，加溫針，則發熱甚，數下，則淋甚，可與東垣清暑益氣湯。

張石頑注：謂太陽中暍，發熱惡寒身重而疼痛，此因暑而傷風露之邪，手太陽標證也。手太陽小腸屬火，上應心包，二經皆能制金爍肺，肺受火刑，所以發熱惡寒似足太陽證。其脈或見弦細，或見芤遲，小便已，灑然毛聳，此熱傷肺胃之氣，陽明本證也（愚按：小便已，灑然毛聳，似乎非陽明證，乃足太陽膀胱證也。蓋膀胱主水，火邪太甚而制金，則寒水來為金母復仇也。所謂五行之極，反兼勝己之化）。發汗則惡寒甚者，氣虛重奪（當作傷）其津（當作陽）也。溫針則發熱甚者，重傷經中之液，轉助時火，肆虐於外也。數下之則淋甚者，劫其在裏之陰，熱勢乘機內陷也。此段經文，本無方治，東垣特立清暑益氣湯，足補仲景之未逮。愚按：此言太過。仲景當日，必有不可立方之故，或曾立方而後世脫簡，皆未可知，豈東垣能立而仲景反不能立乎？但細按此證，恰可與清暑益氣湯，曰可者，僅可而有所未盡之詞，尚望遇是證者，臨時斟酌盡善。至沈目南《金匱要畧注》，謂當用辛涼甘寒，實於此證不合。蓋身重疼痛，證兼寒濕也。卽目南自注，謂發熱惡寒身重疼痛，其脈弦細芤遲，內暑而兼陰濕之變也。豈有陰濕而用甘寒柔以濟柔之理？既曰陰濕，豈辛涼所能勝任！不待辯而自明。

分別極明晰。

清暑益氣湯方（辛甘化陽酸甘化陰復法）

黃耆（一錢）　黃柏（一錢）　麥冬（二錢）　青皮（一錢）　白朮（一錢五分）　升麻（三分）　當歸（七分）　炙草（一錢）　神曲（一錢）

人參（一錢）　澤瀉（一錢）　五味子（八分）　陳皮（一錢）　蒼朮（一錢五分）　葛根（三分）　生薑（二片）　大棗（二枚）

水五杯，煮取二杯，渣再煎一杯，分溫三服。虛者得宜，實者禁用；汗不出而但熱者禁用。

二四　手太陰暑溫，如上條證，但汗不出者，新加香薷飲主之。

證如上條，指形似傷寒，右脈洪大，左手反小，面赤口渴而言。但以汗不能自出，表實為異，故用香薷飲發暑邪之表也。按香薷辛溫芳香，能由肺之經而達其絡。鮮扁豆花，凡花皆散，取其芳香而散，且保肺液，以花易豆者，惡其呆滯也，夏日所生之物，多能解暑，惟扁豆花為最，如無花時，用鮮扁豆皮，若再無此，用生扁豆皮。厚朴苦溫，能瀉實滿，厚朴，皮也，雖走中焦，究竟肺主皮毛，以皮從皮，不為治上犯中。若黃連石草純然裏藥，暑病初起，且不必用，恐引邪深入，故易以連翹、銀花，取其辛涼達肺經之表，純從外走，不必走中也。

溫病最忌辛溫，暑證不忌者，以暑必兼濕，濕為陰邪，非溫不解，故此方香薷、厚朴用辛溫，而餘則佐以辛涼云。下文濕溫論中，不惟不忌辛溫，且用辛熱也。

新加香薷飲方（辛溫復辛涼法）

如庖丁解牛，奏刀砉然。

香薷（二錢） 銀花（三錢） 鮮扁豆花（三錢） 厚朴（二錢） 連翹（二錢）

水五杯，煮取二杯。先服一杯，得汗止後服；不汗再服；服盡不汗，再作服。

二五 手太陰暑溫，服香薷飲，微得汗，不可再服香薷飲重傷其表，暑必傷氣，最令表虛，雖有餘證，知在何經，以法治之。

按傷寒非汗不解，最喜發汗；傷風亦非汗不解，最忌發汗，只宜解肌，此麻桂之異其治，即異其法也。溫病亦喜汗解，最忌發汗，只許辛涼解肌，辛溫又不可用，妙在道邪外出，俾營衛氣血調和，自然得汗，不必強責其汗也。若暑溫、濕溫則又不然，暑非汗不解，可用香薷發之，發汗之後，大汗不止，仍歸白虎法，固不比傷寒傷風之漏汗不止，而必欲桂附護陽實表，亦不可屢虛其表，致令厥脫也。觀古人暑門有生脈散法，其義自見。

二六 手太陰暑溫，或已經發汗，或未發汗，而汗不止，煩渴而喘，脈洪大有力者，白虎湯主之；脈洪大而芤者，白虎加人參湯主之；身重者，濕也，白虎加蒼术湯主之；汗多脈散大，喘喝欲脫者，生脈散主之。

此條與上文少異者，只已經發汗一句。

白虎加蒼术湯方

即于白虎湯內加蒼术三錢。

汗多而脈散大，其為陽氣發泄太甚，內虛不司留戀可知。生脈散酸甘化陰，守陰所以留陽，陽留，汗自止也。以人參為君，所以補肺中元氣也。

生脈散方（酸甘化陰法）

人參（三錢）　麥冬（二錢，不去心）　五味子（一錢）

水三杯，煮取八分二杯，分二次服，渣再煎服，脈不斂，再作服，以脈斂為度。

二七　手太陰暑溫，發汗後，暑證悉減，但頭微脹，目不了了，餘邪不解者，清絡飲主之。邪不解而入中下焦者，以中下法治之。

既曰餘邪，不可用重劑明矣，只以芳香輕藥清肺絡中餘邪足矣。倘病深而入中下焦，又不可以淺藥治深病也。

清絡飲方（辛涼芳香法）

鮮荷葉邊（二錢）　鮮銀花（二錢）　西瓜翠衣（二錢）　鮮扁豆花（一枝）　絲瓜皮（二錢）　鮮竹葉心（二錢）

水二杯，煮取一杯，日二服。凡暑傷肺經氣分之輕證皆可用之。

二八　手太陰暑溫，但咳無痰，咳聲清高者，清絡飲加甘草、桔梗、甜杏仁、麥冬、知母主之。

咳而無痰，不嗽可知，咳聲清高，金音清亮，久咳則啞，偏於火而不兼濕也。卽用清絡飲，清肺絡中無形之熱，加甘、桔開提，甜杏仁利肺而不傷氣，麥冬、知母保肺陰而制火也。

清絡飲加甘桔甜杏仁麥冬湯方

卽於清絡飲內，加甘草一錢，桔梗二錢，甜杏仁二錢，麥冬三錢。

二九　兩太陰暑溫，咳而且嗽，咳聲重濁，痰多不甚渴，渴不多飲者，小半夏加茯苓湯再加厚朴、杏仁主之。

既咳且嗽，痰涎復多，咳聲重濁，重濁者，土音也，其兼足太陰濕土可知。不甚渴，渴不多飲，則其中之有水可知，此暑溫而兼水飲者也。故以小半夏加茯苓湯，蠲飲和中；再加厚朴、杏仁，利肺瀉濕，預奪其喘滿之路；水用甘瀾，取其走而不守也。

此條應入濕溫，卻列於此處者，以與上條為對待之文，可以互證也。

小半夏加茯苓湯再加厚朴杏仁方（辛溫淡法）

半夏（八錢）　茯苓塊（六錢）　厚朴（三錢）　生薑（五錢）　杏仁（三錢）

甘瀾水八杯，煮取三杯，溫服，日三。

三十　脈虛夜寐不安，煩渴舌赤，時有讝語，目常開不閉，或喜閉不開，暑入手厥陰也。手厥陰暑溫，清營湯主之；舌白滑者，不可與也。

夜寐不安，心神虛而陽不得入于陰也。煩渴舌赤，心用恣而心體虧也。時有讝語，神明欲亂也。目常開不閉，目為火戶，火性急，常欲開以泄其其火，且陽不下交于陰也；或喜閉不開者，陰為亢陽所損，陰損則惡見陽光也。故以清營湯急清營中之熱，而保離中之虛也。若舌白滑，不惟熱重，濕亦重矣，濕重忌柔潤藥，當于濕溫例中求之，故曰不可與清營湯也。

清營湯方（鹹寒苦甘法）

犀角（三錢）　生地（五錢）　元參（三錢）　竹葉心（一錢）　麥冬（三錢）　丹參（二錢）　黃連（一錢五分）　銀花（三錢）　連翹（二錢，連心用）

水八杯，煮取三杯，日三服。

三一　手厥陰暑溫，身熱不惡寒，清神不了了，時時讝語者，安宮牛黃丸主之，紫雪丹亦主之。

身熱不惡寒，已無手太陰證，神氣欲昏，而又時時讝語，不比上條時有讝語，謹防內閉，故以芳香開竅、臟腑薄則傳變速也。

上緊關頭，故叮嚀重申。

苦寒清熱為急。

安宮牛黃丸、紫雪丹（方義並見前）

三二　暑溫寒熱，舌白不渴、吐血者，名曰暑瘵，為難治，清絡飲加杏仁、薏仁、滑石湯主之。

寒熱，熱傷於表也；舌白不渴，濕傷於裏也；皆在氣分，而又吐血，是表裏氣血俱病，豈非暑瘵重證乎？此證純清則礙虛，純補則礙邪，故以清絡飲。清血絡中之熱，而不犯手；加杏仁利氣，氣為血帥故也；薏仁、滑石利在裏之濕，冀邪退氣寧而血可止也。

清絡飲加杏仁薏仁滑石湯方

即於清絡飲內加杏仁二錢，滑石末三錢，薏仁三錢，服法如前。

三三　小兒暑溫，身熱，卒然痙厥，名曰暑癇，清營湯主之，亦可少與紫雪丹。

小兒之陰，更虛于大人，況暑月乎！一得暑溫，不移時有過衛入營者，蓋小兒之臟腑薄也。血絡受火邪逼迫，火極而內風生，俗名急驚，混與發散消道，死不旋踵，惟以清營湯清營分之熱，而保津液，使液充陽和，自然汗出而解，斷斷不可發汗也。可少與紫雪者，清包絡之熱而開內竅也。

三四　大人暑癇，亦同上法。熱初入營，肝風內動，手足瘈瘲，可于清營湯中，加鈎藤、丹皮、羚羊角。

清營湯、紫雪丹（方法並見前）

伏暑

三五　暑兼濕熱，偏於暑之熱者為暑溫，多手太陰證而宜清；偏於暑之濕者為濕溫，多足太陰證而宜溫；溫熱平等者兩解之。各宜分曉，不可混也。

此承上起下之文。按暑溫、濕溫，古來方法最多精妙，不比前條溫病毫無尺度，本論原可不必再議，特以《內經》有先夏至為病溫，後夏至為病暑之明文，是暑與溫，流雖異而源則同，不得言溫而遺暑，言暑而遺濕。又以歷代名家，悉有蒙混之弊，蓋夏日三氣雜感，本難條分縷晰。惟葉氏心靈手巧，精思過人，案中治法，絲絲入扣，可謂湹眾善以為長者，惜時人不能知其一二；然其法散見於案中，章程未定，淺學者讀之，有望洋之歎，無怪乎後人之無階而升也。故本論摭拾其大概，粗定規模，俾學者有路可尋，精妙甚多，不及備錄，學者仍當參考名家，細繹葉案，而後可以深造。再按：張潔古云：『靜而得之為中暑，動而得之為中熱；中暑者陰證，中熱者陽證。』嗚呼！潔古筆下如是不了了，後人奉以為規矩準繩，此醫道之所以難言也。試思中暑，竟無動而得之者乎？中熱，竟無靜而得之者乎？似難以動靜二字分暑熱。又云『中暑者陰證』，暑字從日，日豈陰物乎？

暑中有火，火豈陰邪乎？暑中有陰耳，濕是也，非純陰邪也。『中熱者陽證』，斯語誠然，要知熱中亦兼穢濁，穢濁亦陰類也，是中熱非純無陰也。蓋潔古所指之中暑，即本論後文之濕溫也；其所指之中熱，即本論前條之溫熱也。張景岳又細分陰暑、陽暑：所謂陰暑者，即暑之偏於濕，而成足太陰之裏證也；陽暑者，即暑之偏於熱，而成手太陰之表證也。學者非目無全牛，不能批隙中窾。宋元以來之名醫，多自以為是，而不求之自然之法象，無怪乎道之常不明，而時人之隨手殺人也，可勝慨哉！

汪按：偏濕偏熱，傷手傷足，挈領提綱，可謂不易之論，學者從此認清，自不患動手便錯矣。又按：潔古所謂動者，指奔走勞役之人，觸冒天地之熱氣而病者也；所謂靜者，指富貴安逸之人，納涼于高堂大廈以避熱而中濕者也。然動者亦有時中濕，靜者亦有時中熱，未可拘執。靜者一種內，又有乘涼飲冷，無濕氣而但中寒氣，應用桂枝大順，甚則理中、四逆者，此即夏月傷寒，當一一條分縷晰也。至景岳於六氣治法，全未入門，無足置論。

三六　長夏受暑，過夏而發者，名曰伏暑。霜未降而發者少輕，霜既降而發者則重，冬日發者尤重，子、午、丑、未之年為多也。

長夏盛暑，氣壯者不受也；稍弱者但頭暈片刻，或半日而已；次則即病；其不即病而內舍於骨髓，外舍於分肉之間者，氣虛者也。蓋氣虛不能傳送暑邪外出，必待秋涼金氣相搏而後出也，金氣本所以退煩暑，金欲此作者金針度人處。

分明。

退之，而暑無所藏，故伏暑病發也。其有氣虛甚者，雖金風亦不能擊之使出，必待深秋大涼初冬微寒相逼而出，故為尤重也。子、午、丑、未之年為獨多者，子、午君火司天，暑本於火也；丑、未濕土司天，暑得濕則留也。

三七　頭痛微惡寒，面赤煩渴，舌白，脈濡而數者，雖在冬月，猶為太陰伏暑也。

頭痛惡寒，與傷寒無異；面赤煩渴，則非傷寒矣，然猶似傷寒陽明證；若脈濡而數，則斷斷非傷寒矣。蓋寒脈緊，風脈緩，暑脈弱，濡則弱之象，弱卽濡之體也。濡卽離中虛，火之象也；緊卽坎中滿，水之象也。火之性熱，水之性寒，象各不同，性則迥異，何世人悉以伏暑作傷寒治，而用足六經羌、葛、柴、芩，每每殺人哉！象各不同，性則迥異，故曰雖在冬月，定其非傷寒而為伏暑也。冬月猶為伏暑，秋日可知。伏暑之與傷寒，猶男女之別，一則外實中虛，一則外虛中實，豈可混哉。

三八　太陰伏暑，舌白口渴，無汗者，銀翹散去牛蒡、元參加杏仁、滑石主之。

此邪在氣分而表實之證也。

三九　太陰伏暑，舌赤口渴，無汗者，銀翹散加生地、丹皮、赤芍、麥冬主之。

此邪在血分而表實之證也。

四十　太陰伏暑，舌白口渴，有汗，或大汗不止者，銀翹散去牛蒡子、元參、芥穗，加杏仁、石膏、黃芩主之。脈洪大，渴甚汗多者，仍用白虎法；脈虛大而芤者，仍用人參白虎法。

此邪在氣分而表虛之證也。

四一　太陰伏暑，舌赤口渴汗多，加減生脈散主之。

此邪在血分而表虛之證也。

銀翹散去牛蒡子元參加杏仁滑石方

即於銀翹散內，去牛蒡子、元參，加杏仁六錢，飛滑石一兩。服如銀翹散法。胸悶加鬱金四錢，香豉四錢；嘔而痰多，加半夏六錢，茯苓六錢；小便短，加薏仁八錢、白通草四錢。

銀翹散加生地丹皮赤芍麥冬方

即於銀翹散內，加生地六錢，丹皮四錢，赤芍四錢，麥冬六錢。服法如前。

銀翹散去牛蒡子元參芥穗加杏仁石膏黃芩方

即於銀翹散內，去牛蒡子、元參、芥穗，加杏仁六錢，生石膏一兩，黃芩五錢。服法如前。

白虎法、白虎加人參法（俱見前）

分明。

此條人多誤認陰虛，當知此理。

加減生脈散方（酸甘化陰法）

沙參（三錢）　麥冬（三錢）　五味子（一錢）　丹皮（二錢）　細生地（三錢）

水五杯，煮二杯，分溫再服。

四二　伏暑、暑溫、濕溫，證本一源，前後互參，不可偏執。

濕溫

四三　頭痛惡寒，身重疼痛，舌白不渴，脈弦細而濡，面色淡黃，胸悶不饑，午後身熱，狀若陰虛，病難速已，名曰濕溫。汗之則神昏耳聾，甚則目瞑不欲言，下之則洞泄，潤之則病深不解，長夏深秋冬日同法，三仁湯主之。

頭痛惡寒，身重疼痛，有似傷寒，脈弦濡，則非傷寒矣。舌白不渴，面色淡黃，則非傷暑之偏於火者矣。胸悶不饑，濕閉清陽道路也。午後身熱，狀若陰虛者，濕為陰邪，陰邪自旺于陰分，故與陰虛同一午後身熱也。濕為陰邪，自長夏而來，其來有漸，且其性氤氳黏膩，非若寒邪之一汗卽解，溫熱之一涼卽退，故難速已。世醫不知其為濕溫，見其頭痛惡寒，身重疼痛也，以為傷寒而汗之，汗傷心陽，濕隨辛溫發表之藥蒸騰上逆，內蒙心竅則神昏，上蒙清竅則耳聾、目瞑、不言。見其中滿不饑，以為停滯而大下之，誤下傷陰，而重抑脾陽之升，至理。解此二語，則於濕溫病思過半矣！

脾氣轉陷，濕邪乘勢內潰，故洞泄。見其午後身熱，以為陰虛而用柔藥潤之，濕為膠滯陰邪，再加柔潤陰藥，二陰相合，同氣相求，遂有錮結而不可解之勢。惟以三仁湯輕開上焦肺氣，蓋肺主一身之氣，氣化則濕亦化也。濕氣彌漫，本無形質，以重濁滋味之藥治之，愈治愈壞。伏暑濕溫，吾鄉俗名秋呆子，悉以陶氏《六書》法治之，不知從何處學來，醫者呆，反名病呆，不亦誣乎！再按：濕溫較諸溫，病勢雖緩而實重，上焦最少，病勢不甚顯張，中焦病最多，詳見中焦篇，以濕為陰邪故也，當於中焦求之。

三仁湯方

杏仁（五錢） 飛滑石（六錢） 白通草（二錢） 白蔻仁（二錢） 竹葉（二錢） 厚朴（二錢） 生薏仁（六錢） 半夏（五錢）

甘瀾水八碗，煮取三碗，每服一碗，日三服。

四四　濕溫邪入心包，神昏肢逆，清宮湯去蓮心、麥冬，加銀花、赤小豆皮，煎送至寶丹，或紫雪丹亦可。

濕溫著於經絡，多身痛身熱之候，醫者誤以為傷寒而汗之，遂成是證。仲景謂濕家忌發汗，發汗則病痙。濕熱相搏，循經入絡，故以清宮湯清包中之熱邪，加銀花、赤豆以清濕中之熱，而又能直入手厥陰也。至寶丹去穢濁，復神明，若無至寶，卽以紫雪代之。

清宮湯去蓮心麥冬加銀花赤小豆皮方

犀角（一錢）　連翹心（三錢）　元參心（二錢）　竹葉心（二錢）　銀花（二錢）　赤小豆皮（三錢）

至寶丹、紫雪丹方（並見前）

四五　濕溫喉阻咽痛，銀翹馬勃散主之。

肺主氣，濕溫者，肺氣不化，鬱極而一陰一陽（謂心與膽也）之火俱結也。蓋金病不能平木，木反挾心火來刑肺金。喉即肺系，其閉在氣分者即阻，閉在血分者即痛也，故以輕藥開之。

銀翹馬勃散方（辛涼微苦法）

連翹（一兩）　牛蒡子（六錢）　銀花（五錢）　射乾（三錢）　馬勃（二錢）

右杵為散，服如銀翹散法。不痛但阻甚者，加滑石六錢，桔梗五錢，葦根五錢。

四六　太陰濕溫，氣分痺鬱而噦者（俗名為呃），宣痺湯主之。

上焦清陽膹鬱，亦能致噦，治法故以輕宣肺痺為主。

宣痺湯（苦辛通法）

枇杷葉（二錢）　鬱金（一錢五分）　射乾（一錢）　白通草（一錢）　香豆豉（一錢五分）

水五杯，煮取二杯，分二次服。

痺證治法，備載《金匱》，學者細詳之。本論專詳溫病，不及備論，瘧痢倣此。

著眼。

四七　太陰濕溫喘促者，千金葦莖湯加杏仁、滑石主之。

《金匱》謂：喘在上焦，其息促。太陰濕蒸為痰，喘息不寧，故以葦莖湯輕宣肺氣，加杏仁、滑石利竅而逐熱飲。若寒飲喘咳者，治屬飲家，不在此例。

千金葦莖湯加滑石杏仁湯（辛淡法）

葦莖（五錢）　薏苡仁（五錢）　桃仁（二錢）　冬瓜仁（二錢）　滑石（三錢）　杏仁（三錢）

水八杯，煮取三杯，分三次服。

四八　《金匱》謂太陽中暍，身熱疼痛而脈微弱，此以夏月傷冷水，水行皮中所致也，一物瓜蒂湯主之。

此熱少濕多，陽鬱致病之方法也。瓜蒂湧吐其邪，暑濕俱解，而清陽復辟矣。

一物瓜蒂湯方

瓜蒂二十個。

右搗碎，以逆流水八杯，煮取三杯，先服一杯，不吐再服，吐停後服。虛者加參蘆三錢。

四九　寒濕傷陽，形寒脈緩，舌淡，或白滑不渴，經絡拘束，桂枝薑附湯主之。

是故入本論。

誰人能言，誰人能解此言。

載寒濕，所以互證濕溫也。按寒濕傷表陽中經絡之證，《金匱》論之甚詳，茲不備錄。獨採葉案一條，以見濕寒、濕溫不可混也。形寒脈緩，舌白不渴，而經絡拘束，全系寒證，故以薑附溫中，白朮燥濕，桂枝通行表陽也。

桂枝薑附湯（苦辛熱法）

桂枝（六錢） 乾薑（三錢） 白朮（三錢，生） 熟附子（三錢）

水五杯，煮取二杯，渣再煮一杯服。

溫瘧

五十 骨節疼煩，時嘔，其脈如平，但熱不寒，名曰溫瘧，白虎加桂枝湯主之。

陰氣先傷，陽氣獨發，故但熱不寒，令人消爍肌肉，與伏暑相似，亦溫病之類也。彼此實足以相混，故附於此，可以參觀而並見。治以白虎加桂枝湯者，以白虎保肺清金，峻瀉陽明獨勝之熱，使不消爍肌肉；單以桂枝一味，領邪外出，作向道之官，得熱因熱用之妙。《經》云：『奇治之不治，則偶治之，偶治之不治，則求其屬以衰之。』是也，又謂之復方。

白虎加桂枝湯方（辛涼苦甘復辛溫法）

知母（六錢） 生石膏（一兩六錢） 粳米（一合） 桂枝木（三錢） 炙甘草（二錢）

吃緊。

僕嘗以此方治人，一二劑輒效。閱此，心怦怦有動也。

水八碗，煮取三碗。先服一碗，得汗為度，不知再服，知後仍服一劑，中病卽已。

五一　但熱不寒，或微寒多熱，舌乾口渴，此乃陰氣先傷，陽氣獨發，名曰癉瘧，五汁飲主之。

仲景於癉瘧條下，謂以飲食消息之，並未出方，調如是重病而不用藥，特出飲食二字，重胃氣可知。陽明于臟象為陽土，於氣運為燥金，病系陰傷陽獨，法當救陰何疑。重胃氣，法當救胃陰何疑。制陽土燥金之偏勝，配孤陽之獨亢，非甘寒柔潤而何！此喻氏甘寒之論，其超卓無比倫也。葉氏宗之，後世學者，咸當宗之矣。

五汁飲（方見前）

（加減法）此甘寒救胃陰之方也。欲清表熱，則加竹葉、連翹；欲瀉陽明獨勝之熱，而保肺之化源，則加知母；欲救陰血，則加生地、元參；欲宣肺氣，則加杏仁；欲行三焦開邪出路，則加滑石。

五二　舌白渴飲，咳嗽頻仍，寒從背起，伏暑所致，名曰肺瘧，杏仁湯主之。

肺瘧，瘧之至淺者。肺瘧雖云易解，稍緩則深，最忌用治瘧印板俗例之小柴胡湯，蓋肺去少陽半表半裏之界尚遠，不得引邪深入也，故以杏仁湯輕宣肺氣，無使邪聚則愈。

杏仁湯方（苦辛寒法）

杏仁（三錢）　黃芩（一錢五分）　連翹（一錢五分）　滑石（三錢）　桑葉（一錢五分）　茯苓塊（三錢）　白蔻皮（八分）　梨皮（二錢）

著眼。

水三杯，煮取二杯，日再服。

五三　熱多昏狂，譫語煩渴，舌赤中黃，脈弱而數，名曰心瘧，加減銀翹散主之；兼穢，舌濁口氣重者，安宮牛黃丸主之。

心瘧者，心不受邪，受邪則死，瘧邪始受在肺，逆傳心包絡。其受之淺者，以加減銀翹散清肺與膈中之熱，領邪出衛。其受之重者，邪閉心包之竅，則有閉脫之危，故以牛黃丸，清宮城而安君主也。

加減銀翹散方（辛涼兼芳香法）

連翹（十分）　銀花（八分）　元參（五分）　麥冬（五分，不去心）　犀角（五分）　竹葉（三分）

共為粗末，每服五錢，煎成去渣，點荷葉汁二三茶匙。日三服。

安宮牛黃丸方（見前）

秋燥

五四　秋感燥氣，右脈數大，傷手太陰氣分者，桑杏湯主之。

前人有云：六氣之中，惟燥不為病，似不儘然。蓋以《內經》少秋感於燥一條，故有此議耳。如陽明司天之年，豈無燥金之病乎？大抵春秋二令，氣候較夏冬之偏寒偏熱為平和，其由於冬夏之伏氣為病者多，其由於本氣自病者少，其由於伏氣而病者重，本氣自病者輕耳。其由於本氣自病之燥證，初起必在肺衛，故以桑杏湯清氣分之燥也。

桑杏湯方（辛涼法）

桑葉（一錢）　杏仁（一錢五分）　沙參（二錢）　象貝（一錢）　香豉（一錢）　梔皮（一錢）　梨皮（一錢）

水二杯，煮取一杯，頓服之，重者再作服（輕藥不得重用，重用必過病所。再一次煮成三杯，其二三次之氣味必變，藥之氣味俱輕故也）。

五五　感燥而咳者，桑菊飲主之。

亦救肺衛之輕劑也。

桑菊飲方（見前）

五六　燥傷肺胃陰分，或熱或咳者，沙參麥冬湯主之。

此條較上二條，則病深一層矣，故以甘寒救其津液。

沙參麥冬湯（甘寒法）

沙參（三錢）　玉竹（二錢）　生甘草（一錢）　冬桑葉（一錢五分）　麥冬（三錢）　生扁豆（一錢五分）　花粉（一錢五分）

水五杯，煮取二杯，日再服。久熱久咳者，加地骨皮三錢。

五七　燥氣化火，清竅不利者，翹荷湯主之。

清竅不利，如耳鳴目赤，齦脹咽痛之類。翹荷湯者，亦清上焦氣分之燥熱也。

翹荷湯（辛涼法）

薄荷（一錢五分）　連翹（一錢五分）　生甘草（一錢）　黑梔皮（一錢五分）　桔梗（二錢）　綠豆皮（二錢）

水二杯，煮取一杯，頓服之。日服二劑，甚者日三。

〔加減法〕耳鳴者，加羚羊角、苦丁茶；目赤者，加鮮菊葉、苦丁茶、夏枯草；咽痛者，加牛蒡子、黃芩。

五八　諸氣膹鬱，諸痿喘嘔之因於燥者，喻氏清燥救肺湯主之。

喻氏云：諸氣膹鬱之屬於肺者，屬於肺之燥也，而古今治氣鬱之方，用辛香行氣，絕無一方治肺之燥者。諸痿喘嘔之屬於上者，亦屬於肺之燥也，而古今治法以痿嘔屬陽明，以喘屬肺，是則嘔與痿屬之中下，而惟喘屬之上矣，所以千百方中亦無一方及於肺之燥也。即喘之屬於肺者，非表即下，非行氣即瀉氣，間有一二用潤劑者，又不得其肯綮。總之，《內經》六氣，脫誤秋傷於燥一氣，指長夏之濕為秋之燥。後人不敢更端其說，置此一氣於不理，即或明知理燥，而用藥夾雜，如弋獲飛蟲，茫無定法示人也。今擬此方，命名清燥救肺湯，大約以胃氣為主。胃土為肺金之母也。其天門冬雖能保肺，然味苦而氣滯，恐反傷胃阻痰，故不用也；其知母能滋腎水清肺金，亦以苦而不用；至如苦寒降火正治之藥，尤在所忌，蓋肺金自至於燥，所存陰氣不過一綫耳，倘更以苦寒下其氣，傷其胃，其人尚有生理乎？誠仿此增損以救肺燥變生諸證，如沃焦救焚，不厭其頻，庶克有濟耳。

清燥救肺湯方（辛涼甘潤法）

石膏（二錢五分）　甘草（一錢）　霜桑葉（三錢）　人參（七分）　杏仁（七分，泥）　胡麻仁（一錢，炒研）　阿膠（八分）　麥冬（二錢，不去心）　枇杷葉（六分，去淨毛，炙）

水一碗，煮六分，頻頻二三次溫服。痰多加貝母、瓜蔞；血枯加生地黃；熱甚加犀角、羚羊角，或加牛黃。

補秋燥勝氣論

按前所序之秋燥方論，乃燥之復氣也，標氣也。蓋燥屬金而克木，木之子，少陽相火也，火氣來復，故現燥熱乾燥之證。又《靈樞》謂：丙丁為手之兩陽合明，辰巳為足之兩陽合明，陽明本燥，標陽也。前人謂燥氣化火，《經》謂燥金之下，火氣承之，皆謂是也。案古方書，無秋燥之病。近代以來，惟喻氏始補燥氣論，其方用甘潤微寒；葉氏亦有燥氣化火之論，其方用辛涼甘潤；乃《素問》所謂燥化於天，熱反勝之，治以辛涼，佐以苦甘法也。瑭襲前人之舊，故但敘燥證，復氣如前。書已告成，竊思與《素問》燥淫所勝不合，故雜說篇中，汪按：此論平正通達，發前人所未發，但其立方用藥，仍不免襲前人窠臼，辛溫表散與寒涼雜用，故存此論，而不用其方。

特著燥論一條，詳言正化、對化、勝氣、復氣以補之。其於燥病勝氣之現于三焦者，究未出方論，乃不全之書，心終不安。嗣得沈目南先生《醫征》溫熱病論，內有秋燥一篇，議論通達正大，茲採而錄之於後，間有偏勝不圓之處，又詳辨之，並特補燥證勝氣治法如左。

再按勝復之理，與正化對化，從本從標之道，近代以來，多不深求，注釋之家，亦不甚考。如仲景《傷寒論》中之麻桂、薑附，治寒之勝氣也，治寒之正化也，治寒之本病也。白虎、承氣，治寒之復氣也，治寒之對化也，治寒之標病也。餘氣俱可從此類推（太陽本寒標熱，對化為火，蓋水勝必克火。故《經》載太陽司天，心病為多。末總結之曰：病本於心，心火受病必克金。白虎，所以救金也。金受病，則堅剛牢固，滯塞不通，復氣為土，土性壅塞，反來克本身之眞水。承氣，所以泄金與土而救水也。再《經》謂：寒淫所勝，以鹹瀉之。從來注釋家，不過隨文釋義，其所以用方之故，究未達出。本論不能遍注傷寒，偶舉一端，以例其餘。明者得此門徑，熟玩《內經》，自可迎刃而解；能解傷寒，其於本論，自無難解者矣。由是推之，六氣皆然耳）。

沈目南《燥病論》曰：《天元紀大論》云：天以六為節，地以五為制。蓋六乃風寒暑濕燥火為節，五卽木火土金水為制。然天氣主外，而一氣司六十日有奇；地運主內，而一運主七十二日有奇。故五運六氣合行而終一歲，乃天然不易之道也。《內經》失去長夏傷於濕、秋傷於燥，所以燥證湮沒，至今不明。先哲雖有言之，皆是內傷津血乾枯之證，非謂外感清涼時氣之燥。然燥氣起于秋分以後，小雪以前，陽明燥金涼氣司令。《經》云：陽明之勝，清發于中，左胠脅痛，溏泄，內為嗌塞，外發疝。大涼肅殺，華英改容，毛蟲乃殃。胸中不便，嗌塞而欬。據此經文，燥令必有涼氣感人，肝木受邪而為燥也。惟近代喻嘉言昂然表出，可為後世蒼生之幸；奈以諸氣膹鬱，諸痿喘嘔，欬不止而出白血死，謂之燥病，此乃傷於內者而言，誠與外感燥證不相及也。更自製清燥救肺湯，皆以滋陰清涼之品，施于火熱刑金，肺氣受熱者宜之。若治燥病，則以涼投涼，必反增病劇。殊不知燥病屬涼，謂之次寒，病與感寒同類。《經》以寒淫所勝，治以甘熱，此但燥淫所勝，平以苦溫，乃外用苦溫辛溫解表，與冬月寒令而用麻桂薑附，其法不同，其和中攻裏則一，故不立方。蓋《內經》六氣，但分陰陽主治，以風熱火三氣屬陽同治，但藥有辛涼、苦寒、鹹寒之異；濕燥寒三氣屬陰同治，但藥有苦熱苦溫甘熱之不同。仲景所以立傷寒溫病二論為大綱也。蓋《性理大全》謂燥屬次寒，奈後賢悉謂屬熱，大相徑庭。如盛夏暑熱薰蒸，則人身汗出濈濈，肌肉潮潤而不燥也；冬月寒凝肅殺，而人身乾槁燥冽。故深秋燥令氣行，人體肺金應之，肌膚亦燥，乃火令無權，故燥屬涼，前人謂熱非矣。

按先生此論，可謂獨具只眼，不為流俗所汩沒者。其責喻氏補燥論，用甘寒滋陰之品，殊失燥淫所勝，平以苦溫之法，亦甚有理。但謂諸氣膹鬱，諸痿喘嘔，欬不止出白血，盡屬內傷，則於理欠圓。蓋因內傷而致此證者固多，由外感餘邪在絡，轉化轉熱而致此證者，亦復不少。瑭前于風溫欬嗽條下，駁杏蘇散，補桑菊飲，方論內極言欬久留邪致損之故，與此證同一理也。謂清燥救肺湯治燥之復氣，斷非治燥之勝氣，喻氏自無從致辨；若謂竟與燥不相及，未免各就一邊談理。蓋喻氏之清燥救肺湯，即《傷寒論》中後半截之復脈湯也。傷寒必兼母氣之燥，故初用辛溫甘熱，繼用辛涼苦寒，終用甘潤，因其氣化之所至而然也。至謂仲景立傷寒溫病二大綱，如《素問》所云，寒暑六入，暑統風火，寒統燥濕，一切外感，皆包於內，其說尤不儘然，蓋尊信仲景太過而失之矣。若然，則仲景之書，當名《六氣論》，或《外感論》矣，何以獨名《傷寒論》哉！蓋仲景當日著書，原為傷寒而設，並未遍著外感，其論溫、論暑、論濕，偶一及之也。即先生亦補《醫征》溫熱病論，若系全書，何容又補哉！瑭非好辨，恐後學眉目不清，尊信前輩太過，反將一切外感，總混入《傷寒論》中，此近代以來之大弊，禍未消滅，尚敢如此立論哉！

汪案：謂善讀仲景之書，不獨可以治傷寒，並可以治六氣，則是；謂仲景之書，已包六氣在內，則非。

一　秋燥之氣，輕則為燥，重則為寒，化氣為濕，復氣為火。

揭燥氣之大綱，兼敘其子母之氣、勝復之氣，而燥氣自明。重則為寒者，寒水為燥金之子也；化氣為濕者，土生金，濕土其母氣也。《至眞要大論》曰：陽明厥陰，不從標本，從乎中也。又曰：從本者，化生於本；從標本者，有標本之化；從中者，以中氣為化也。按陽明之上，燥氣治之，中見太陰。故本論初未著燥金本氣方論，而於瘧疝等證，附見於寒濕條下。葉氏醫案謂伏暑內發，新涼外加，多見於伏暑類中；仲景《金匱》，多見於腹痛瘧疝門中。

二　燥傷本臟，頭微痛，惡寒，咳嗽稀痰，鼻塞，嗌塞，脈弦，無汗，杏蘇散主之。

本臟者，肺胃也。《經》有嗌塞而欬之明文，故上焦之病自此始。燥傷皮毛，故頭微痛惡寒也，微痛者，不似傷寒之痛甚也。陽明之脈，上行頭角，故頭亦痛也。咳嗽稀痰者，肺惡寒，古人謂燥為小寒也；肺為燥氣所搏，不能通調水道，故寒飲停而咳也。鼻塞者，鼻為肺竅。嗌塞者，嗌為肺系也。脈弦者，寒兼飲也。無汗者，涼搏皮毛也。按杏蘇散，減小青龍一等。此條當與下焦篇所補之痰飲數條參看。再杏蘇散乃時人統治四時傷風咳嗽通用之方，本論前于風溫門中已駁之矣；若傷燥涼之咳，治以苦溫，佐以甘辛，正為合拍。若受重寒夾飲之咳，則有青龍；若傷春風，與燥已化火無痰之證，則仍從桑菊飲、桑杏湯例。

杏蘇散方

蘇葉　半夏　茯苓　前胡　苦桔梗　枳殼　甘草　生薑　大棗（去核）　橘皮　杏仁

〔加減法〕無汗，脈弦甚或緊者，加羌活，微透汗。汗後咳不止，去蘇葉、羌活，加蘇梗。兼泄瀉腹滿者，加蒼朮、厚朴。頭痛兼眉稜骨痛者，加白芷。熱甚加黃芩，泄瀉腹滿者不用。

〔方論〕此苦溫甘辛法也。外感燥涼，故以蘇葉、前胡辛溫之輕者達表；無汗脈緊，故加羌活辛溫之重者，微發其汗。甘、桔從上開，枳、杏、前、芩從下降，則嗌塞、鼻塞宣通而咳可止。橘、半、茯苓，逐飲而補肺胃之陽。以白芷易原方之白朮者，白朮中焦脾藥也，白芷肺胃本經之藥也，且能溫肌肉而達皮毛。薑、棗為調和營衛之用。若表涼退而裏邪未除，咳不止者，則去走表之蘇葉，加降裏之蘇梗。泄瀉腹滿，金氣太實之裏證也，故去黃芩之苦寒，加朮、朴之苦辛溫也。

三　傷燥，如傷寒太陽證，有汗，不咳，不嘔，不痛者，桂枝湯小和之。

如傷寒太陽證者，指頭痛、身痛、惡風寒而言也。有汗不得再發其汗，亦如傷寒例，但燥較寒為輕，故少與桂枝小和之也。

桂枝湯方（見前）

四　燥金司令，頭痛，身寒熱，胸脅痛，甚則疝瘕痛者，桂枝柴胡各半湯加吳萸楝子茴香木香湯主之。

此金勝克木也。本病與金病並見，表裏齊病，故以柴胡達少陽之氣，即所達肝木之氣，合桂枝而外出太陽，加芳香定痛，苦溫通降也。濕燥寒同為陰邪，故仍從足經例。

桂枝柴胡各半湯加吳萸楝子茴香木香湯方（治以苦溫，佐以甘辛法）

桂枝　吳茱萸　黄芩　柴胡　人參　廣木香　生薑　白芍　大棗（去核）　川楝子　小茴香　半夏　炙甘草

五　燥淫傳入中焦，脈短而濇，無表證，無下證，胸痛，腹脅脹痛，或嘔，或泄，苦溫甘辛以和之。

燥雖傳入中焦，既無表裏證，不得誤汗、誤下，但以苦溫甘辛和之足矣。脈短而濇者，長為木，短為金，滑為潤，濇為燥也。胸痛者，肝脈絡胸也。腹痛者，金氣克木，木病克土也。脅痛者，肝木之本位也。嘔者，亦金克木病也。泄者，陽明之上，燥氣治之，中見太陰也。或者，不定之辭；有痛而兼嘔與泄者，有不嘔而但泄者，有不泄而但嘔者，有不兼嘔與泄而但痛者。病情有定，病勢無定，故但出法而不立方，學者隨證化裁可也。藥用苦溫甘辛者，《經》謂燥淫所勝，治以苦溫，佐以甘辛，以苦下之。蓋苦溫從火化以克金，甘辛從陽化以勝陰也。以苦下之者，金性堅剛，介然成塊，病深堅結，非下不可。下文卽言下之證。

六　陽明燥證，裏實而堅，未從熱化，下之以苦溫；已從熱化，下之以苦寒。

燥證陽明裏實而堅滿，《經》統言以苦下之，以苦泄之。今人用下法，多以苦寒。不知此證當别已化未化，用溫下寒下兩法，隨證施治，方為的確。未從熱化之脈，必仍短濇，濇卽兼緊也；面必青黃。苦溫下法，如《金匱》大黃附子細辛湯，新方天臺烏藥散（見下焦篇寒濕門）加巴豆霜之類。已從熱化之脈，必數而堅，面必赤，舌必黃，再以他證參之。苦寒下法，如三承氣之類，而小承氣無芒硝，輕用大黃或酒炒，重用枳、朴，則微兼溫矣。

〔附治驗〕丙辰年，瑭治一山陰幕友，車姓，年五十五歲。須發已白大半，臍左堅大如盤，隱隱微痛，不大便數十日。先延外科治之，外科以大承氣下之三四次，終不通。延余診視，按之堅冷如石，面色青黃，脈短濇而遲。先尚能食，屢下之後，糜粥不進，不大便已四十九日。余曰：此症也，金氣之所結也。以肝本抑欝，又感秋金燥氣，小邪中裏，久而結成，愈久愈堅，非下不可，然寒下非其治也。以天臺烏藥散二錢，加巴豆霜一分，薑湯和服。設三伏以待之，如不通，第二次加巴豆霜分半；再不通，第三次加巴豆霜二分。服至三次後，始下黑亮球四十九枚，堅莫能破。繼以苦溫甘辛之法調理，漸次能食。又十五日不大便，余如前法下，至第二次而通，下黑亮球十五枚，雖亦堅結，然破之能碎，但燥極耳。外以香油熬川椒，熨其堅處；內服苦溫芳香透絡，月餘化盡。于此證，方知燥金氣傷人如此，而溫下寒下之法，斷不容紊也。

乙丑年，治通廷尉，久疝不愈。時年六十八歲。先是通廷尉外任時，每發疝，醫者必用人參，故留邪在絡，久不得愈。至乙丑季夏，受涼復發，堅結肛門，坐臥不得，脹痛不可忍，汗如雨下，七日不大便。余曰：疝本寒邪，凡結堅牢固，皆屬金象，況現在勢甚危急，非溫下不可。亦用天臺烏藥散一錢，巴豆霜分許，下至三次始通，通後痛漸定。調以倭硫黃丸，兼用《金匱》蜘蛛散，漸次化淨。以上治驗二條，俱系下焦證，以出陽明堅結下法，連類而及。

七　燥氣延入下焦，搏於血分，而成癥者，無論男婦，化癥回生丹主之。

大邪中表之燥證，感而即發者，誠如目南先生所云，與傷寒同法，學者衡其輕重可耳。前所補數條，除減傷寒法等差二條，胸脅腹痛一條，與傷寒微有不同，餘俱兼疝瘕者，以《經》有燥淫所勝，男子㿗疝，女子少腹痛之明文。疝瘕已多見寒濕門中，瘧證、泄瀉、嘔吐已多見於寒濕、濕溫門中，此特補小邪中裏，深入下焦血分，堅結不散之痼疾。若不知絡病宜緩通治法，或妄用急攻，必犯瘕散為蠱之戒。此蠱乃血蠱也，在婦人更多，為極重難治之證，學者不可不預防之也。化癥回生丹法，係燥淫於內，治以苦溫，佐以甘辛，以苦下之也。方從《金匱》鱉甲煎丸與回生丹脫化而出。此方以參、桂、椒、薑通補陽氣，白芍、熟地，守補陰液，益母膏通補陰氣，而消水氣，鱉甲膠通補肝氣而消癥瘕，餘俱芳香入絡而化濁。且以食血之蟲，飛者走絡中氣分，走者走絡中血分，可謂無微不入，無堅不破。又以醋熬大黃三次，約入病所，不傷他臟，久病堅結不散者，非此不可。或者病其藥味太多，不知用藥之道，少用獨用，則力大而急；多用眾用，則功分而緩。古人緩化之方皆然，所謂有制之師不畏多，無制之師少亦亂也。此方合醋與蜜共三十六味，得四九之數，金氣生成之數也。

化癥回生丹方

人參（六兩）　安南桂（二兩）　兩頭尖（二兩）　麝香（二兩）　片子薑黃（二兩）　公丁香（三兩）　川椒炭（二兩）　蝱蟲（二兩）　京三棱（二兩）　蒲黃炭（一兩）　藏紅花（二兩）　蘇木（三兩）　桃仁（三兩）　蘇子霜（二兩）　五靈脂（二兩）　降眞香（二兩）　乾漆（二兩）　當歸尾（四兩）　沒藥（二兩）　白芍（四兩）　杏仁（三兩）　香附米（二兩）　吴茱萸（二兩）　元胡索（二兩）　水蛭（二兩）　阿魏（二兩）　小茴香炭（三兩）　川芎（二兩）　乳香（二兩）　良薑（二兩）　艾炭（二兩）　益母膏（八兩）　熟地黃（四兩）　鱉甲膠（一觔）　大黃（八兩）

共為細末，以高米醋一觔半，熬濃，曬乾為末，再加醋熬，如是三次，曬乾，末之。

共為細末，以鱉甲、益母、大黃三膠和勻，再加煉蜜為丸，重一錢五分，蠟皮封護。同時溫開水和，空心服；瘀甚之證，黃酒下。

一　治癥結不散不痛。

一　治癥發痛甚。

一　治血痺。

一　治婦女乾血癆證之屬實者。

一　治瘧母左脅痛而寒熱者。

一　治婦女經前作痛，古謂之痛經者。

一　治婦女將欲行經而寒熱者。

一　治婦女將欲行經，誤食生冷腹痛者。

一　治婦女經閉。

一　治婦女經來紫黑，甚至成塊者。

一　治腰痛之因於跌撲死血者。

一　治產後瘀血，少腹痛，拒按者。

一　治跌扑昏暈欲死者。

一　治金瘡棒瘡之有瘀滯者。

八　燥氣久伏下焦，不與血搏，老年八脈空虛，不可與化癥回生丹者，復亨丹主之。

金姓沉著，久而不散，自非溫通絡脈不可。既不與血搏成堅鞕之塊，發時痛脹有形，痛止無形，自不得傷無過之營血，而用化症矣。復亨大義，謂剝極而復，復則能亨也。其方以溫養溫燥兼用，蓋溫燥之方，可暫不可久，況久病雖曰陽虛，陰亦不能獨足，至老年八脈空虛，更當預護其陰。故以石硫黃補下焦眞陽，而不傷陰之品為君，佐以鹿茸、枸杞、人參、茯苓、蓯蓉補正，而但以歸、茴、椒、桂、丁香、萆薢，通衝任與肝腎之邪也。按解產難中，已有通補奇經丸方；此方可以不錄。但彼方專以通補八脈為主，此則溫養溫燥合法；且與上條為對待之方，故並載之。按《難經》：任之為病，男子為七疝，女子為瘕聚。七疝者，朱丹溪謂寒疝、水疝、筋疝、血疝、氣疝、狐疝、㿗疝，為七疝。《袖珍》謂：一厥、二盤、三寒、四癥、五附、六脈、七氣為七疝。瘕者血病，即婦人之疝也。後世謂：蛇瘕、脂瘕、青瘕、黃瘕、燥瘕、狐瘕、血瘕、鱉瘕，為八瘕。蓋任為天癸生氣，故多有形之積。大抵有形之實證宜前方，無形之虛證宜此方也。

按燥金遺病，如瘧疝之類，多見下焦篇寒濕、濕溫門中。再載在方書，應收入燥門者尚多，以限於邊幅，不及備錄，已示門徑，學者隅反可也。

復亨丹方（苦溫甘辛法）

倭硫黃（十分，按倭硫黃者，石硫黃也，水土硫黃斷不可用）

鹿茸（八分，酒炙） 枸杞子（六分） 人參（四分） 雲茯苓（八分） 淡蓯蓉（八分） 安南桂（四分） 全當歸（六分，酒浸） 小茴香（六分，酒浸，與當歸同炒黑） 川椒炭（三分） 萆薢（六分） 炙龜板（四分）

益母膏和為丸，小梧桐子大。每服二錢，日再服；冬日漸加至三錢，開水下。

按前人燥不為病之說，非將寒燥混入一門，即混入濕門矣。蓋以燥為寒之始，與寒相似，故一入寒門。又以陽明之上，燥氣治之，中見太陰；而陽明從中，以中氣為化，故又易混入濕門也。但學醫之士，必須眉目清楚，復《內經》之舊，而後中有定見，方不越乎規矩也。

霹靂散方

主治中燥吐瀉腹痛；甚則四肢厥逆，轉筋，腿痛，肢麻，起臥不安，煩躁不寧，甚則六脈全無，陰毒發斑，疝瘕等證，並一切凝寒固冷積聚。寒輕者，不可多服；寒重者，不可少服，以愈為度。非實在純受濕燥寒三氣陰邪者，不可服。

桂枝（六兩） 公丁香（四兩） 草果（二兩） 川椒（五兩，炒） 小茴香（四兩，炒） 薤白（四兩） 良薑（三兩） 吳茱萸（四兩） 五靈脂（二兩） 降香（五兩） 烏藥（三兩） 乾薑（三兩） 石菖蒲（二兩） 防己（三兩） 檳榔（二兩） 華澄茄（五兩） 附子（三兩） 細辛（二兩） 青木香（四兩） 薏仁（五兩） 雄黃（五錢）

右藥共為細末，開水和服。大人每服三錢，病重者五錢；小人減半。再病重者，連服數次，以痛止厥回，或瀉止筋不轉為度。

〔方論〕按《內經》有五疫之稱，五行偏勝之極，皆可致疫。雖癘氣之至，多見火證；而燥金寒濕之疫，亦復時有。蓋風、火、暑三者為陽邪，與穢濁異氣相參，則為溫癘；濕、燥、寒三者為陰邪，與穢濁異氣相參，則為寒癘。現在見證，多有肢麻轉筋，手足厥逆，吐瀉腹痛，脅肋疼痛，甚至反惡熱而大渴思涼者。《經》謂霧傷於上，濕傷於下。此證乃燥金寒濕之氣（《經》謂陽明之上，中見太陰，又謂陽明從中治也），直犯筋經，由大絡、別絡，內傷三陰臟眞，所以轉筋，入腹即死也。既吐且瀉者，陰陽逆亂也。諸痛者，燥金濕土之氣所搏也。其渴思涼飲者，少陰篇謂自利而渴者，屬少陰虛，故飲水求救也。其頭面赤者，陰邪上逼，陽不能降，所謂戴陽也。其周身惡熱喜涼者，陰邪盤踞于內，陽氣無附欲散也。陰病反見陽證，所謂水極似火，其受陰邪尤重也。諸陽證畢現，然必當臍痛甚拒按者，方為陽中見純陰，乃為眞陰之證，此處斷不可誤。故立方會萃溫三陰經剛燥苦熱之品，急溫臟眞，保住陽氣。又重用芳香，急驅穢濁。一面由臟眞而別絡大絡，外出筋經經絡以達皮毛；一面由臟絡腑絡以通六腑，外達九竅。俾穢濁陰邪，一齊立解。大抵皆扶陽抑陰，所謂離照當空，羣陰退避也。再此證自唐宋以後，醫者皆不識系燥氣所乾，凡見前證，俗名曰痧。近時竟有著痧證書者，捉風捕影，雜亂無章，害人不淺。即以痧論，未有不乾天地之氣，而漫然成痧者。究竟所感何氣，不能確切指出，故立方毫無準的。其誤皆在前人謂燥不為病，又有燥氣化火之說。瑭亦為其所誤，故初刻書時，再三疑慮，辨難見於雜說篇中，而正文只有化氣之火證，無勝氣之寒證。其燥不為病之誤，誤在《陰陽應象大論》篇中，脫秋傷於燥一條。長夏傷於濕，又錯秋傷於濕，以為竟無燥證矣。不知《天元紀》《氣交變》《五運行》《五常政》《六微旨》諸篇，平列六氣，燥氣之為病，與諸氣同，何嘗燥不為病哉！《經》云：風為百病之長。按風屬木，主仁。《大易》曰：元者善之長也，得生生之機，開生化之原，尚且為病多端，況金為殺厲之氣。歐陽氏曰：商者傷也，主義主收，主刑主殺。其傷人也，最速而暴，竟有不終日而死者。瑭目擊神傷，故再三致意云。

卷二

問心堂溫病條辨中焦篇

汪瑟菴先生參訂　吳瑭鞠通氏著
徵以園先生同參　受業姪嘉會校字
朱武曹先生點評　男廷蓮同校

風溫　溫熱　溫疫　溫毒　冬溫

一　面目俱赤，語聲重濁，呼吸俱粗，大便閉，小便濇，舌苔老黃，甚則黑有芒刺，但惡熱，不惡寒，日晡益甚者，傳至中焦，陽明溫病也。脈浮洪燥甚者，白虎湯主之；脈沉數有力，甚則脈體反小而實者，大承氣湯主之。暑溫、濕溫、溫瘧，不在此例。

陽明之脈榮於面，《傷寒論》謂陽明病，面緣緣正赤，火盛必克金，故目白睛亦赤也。語聲重濁，金受火刑而音不清也。呼吸俱粗，謂鼻息來去俱粗，其粗也平等，方是實證；若來粗去不粗，去粗來不粗，或竟不粗，則非陽明實證，當细辨之，粗則喘之漸也。大便閉，陽明實也。小便濇，火腑不通，而陰氣不化也。口燥渴，火爍津也。舌苔老黃，肺受胃濁，氣不化津也（按《靈樞》論諸臟溫病，獨肺溫病有舌苔之明文，餘則無有。可見舌苔乃胃中濁氣，薰蒸肺臟，肺氣不化而然），甚則黑者，黑，水色也，火極而似水也，又水勝火，大凡五行之極盛，必兼勝己之形。芒刺，苔久不化，熱極而起堅硬之刺也；倘刺軟者，非實證也。不惡寒，但惡熱者，傳至中焦，已無肺證，陽明者，兩陽合明也，溫邪之熱，與陽明之熱相搏，故但惡熱也。或用白虎，或用承氣者，證同而脈異也，浮洪燥甚，邪氣近表，脈浮者不可下，凡逐邪者，隨其所在，就近而逐之，脈浮則出表爲順，故以白虎之金飈以退煩熱。若沉小有力，病纯在裏，則非下奪不可矣，故主以大承氣。按：吳又可《溫疫論》中云：舌苔邊白但見中微黃者，即加大黃，甚不可從。雖云傷寒重在誤下，溫病重在誤汗，即誤下不似傷寒之逆之甚，究竟承氣非可輕嘗之品，故云舌苔老黃，甚則黑有芒刺，脈體沉實，的係燥結痞滿，方可用之。

或問：子言溫病以手經主治，力闢用足經藥之非，今亦云陽明證者何？陽明特非足經乎？曰：陽明如市，胃爲十二經之海，土者萬物之所歸也，諸病未有不過此者。前人云傷寒傳足不傳手，誤也，一人不能分爲兩截。總之傷寒由毛竅而谿，谿，肉之分理之小者；由谿而穀，穀，肉之分理之大者；由穀而孫絡，孫絡，絡之至细者；由孫絡而大絡，由大絡而經，此經即太陽經也。始太陽，終厥陰，傷寒以足經爲主，未始不關手經也。

通論。

溫病由口鼻而入，鼻氣通於肺，口氣通於胃。肺病逆傳則爲心包，上焦病不治，則傳中焦，胃與脾也。中焦病不治，即傳下焦，肝與腎也。始上焦，終下焦，溫病以手經爲主，未始不關足經也。但初受之時，斷不可以辛溫發其陽耳。蓋傷寒傷人身之陽，故喜辛溫甘溫苦熱，以救其陽；溫病傷人身之陰，故喜

一了百了。

著眼。

辛涼甘寒甘鹹，以救其陰。彼此對勘，自可了然於心目中矣。

白虎湯（方見上焦篇）

大承氣湯方

大黃（六錢） 芒硝（三錢） 厚朴（三錢） 枳實（三錢）

水八杯，先煮枳、朴，後納大黃、芒硝，煮取三杯。先服一杯，約二時許，得利止後服，不知，再服一杯。再不知，再服。

的解。

〔方論〕此苦辛通降鹹以入陰法。承氣者，承胃氣也。蓋胃之爲腑，體陽而用陰，若在無病時，本係自然下降，今爲邪氣蟠踞於中，阻其下降之氣，胃雖自欲下降而不能，非藥力助之不可，故承氣湯通胃結，救胃陰，仍係承胃腑本來下降之氣，非有一毫私智穿鑿於其間也，故湯名承氣。學者若眞能透徹此義，則施用承氣，自無弊竇。大黃蕩滌熱結，芒硝入陰軟堅，枳實開幽門之不通，厚朴瀉中宮之實滿（厚朴分量不似《傷寒論》中重用者，治溫與治寒不同，畏其燥也）。曰大承氣者，合四藥而觀之，可謂無堅不破，無微不入，故曰大也。非眞正實熱蔽痼，氣血俱結者，不可用也。若去入陰之芒硝，則云小矣；去枳、朴之攻氣結，加甘草以和中，則云調胃矣。

二　陽明溫病，脈浮而促者，減味竹葉石膏湯主之。

脈促，謂數而時止，如趨者過急，忽一蹶然，其勢甚急，故以辛涼透表重劑，逐邪外出則愈。

減味竹葉石膏湯方（辛涼合甘寒法）

竹葉（五錢） 石膏（八錢） 麥冬（六錢） 甘草（三錢）

水八杯，煮取三杯，一時服一杯，約三時令盡。

三　陽明溫病，諸證悉有而微，脈不浮者，小承氣湯微和之。

以陽明溫病發端者，指首條所列陽明證而言也，後凡言陽明溫病者倣此。諸證悉有，以非下不可，微則未至十分亢害，但以小承氣通和胃氣則愈，無庸芒硝之軟堅也。

四　陽明溫病，汗多讝語，舌苔老黃而乾者，宜小承氣湯。

汗多，津液散而大便結，苔見乾黃，讝語因結糞而然，故宜承氣。

五　陽明溫病，無汗，小便不利，讝語者，先與牛黃丸；不大便，再與調胃承氣湯。

無汗而小便不利，則大便未定成鞕，讝語之不因燥屎可知。不因燥屎而讝語者，猶係心包絡證也，故先與牛黃丸，以開內竅，服牛黃丸，內竅開，大便當下，蓋牛黃丸亦有下大便之功能。其仍然不下者，無汗則外不通；大小便俱閉則內不通，邪之深結於陰可知。故取芒硝之鹹寒，大黃、甘草之甘苦寒，不取枳、朴之辛燥也。

著眼。

傷寒之讝語，舍燥屎無他證，一則寒邪不兼穢濁，二則由太陽而陽明；溫病讝語，有因燥屎，有因邪陷心包，一則溫多兼穢，二則自上焦心肺而來，學者常須察識，不可歧路亡羊也。

六 陽明溫病，面目俱赤，肢厥，甚則通體皆厥，不瘈瘲，但神昏，不大便七八日以外，小便赤，脈沉伏，或並脈亦厥，胸腹滿堅，甚則拒按，喜涼飲者，大承氣湯主之。

危微之辨，學者其審之。

此一條須細辨其的是火極似水、熱極而厥之證，方可用之，全在目赤、小便赤、腹滿堅、喜涼飲定之。

大承氣湯（方法並見前）

此亦作獨得處。

七 陽明溫病，純利稀水無糞者，謂之熱結旁流，調胃承氣湯主之。

熱結旁流，非氣之不通，不用枳、朴，獨取芒硝入陰以解熱結，反以甘草緩芒硝急趨之性，使之留中解結，不然，結不下而水獨行，徒使藥性傷人也。吳又可用大承氣湯者非是。

八 陽明溫病，實熱壅塞爲噦者下之。連聲噦者，中焦；聲斷續，時微時甚者，屬下焦。

《金匱》謂：噦而腹滿，視其前後，知何部不利，利之卽愈。陽明實熱之噦，下之裏氣得通則止，但其兼證之輕重，難以預料，故但云下之而不定方，以俟臨證者自爲採取耳。再按：中焦實證之噦，噦必連聲緊促者，溫邪惡燥，枳、朴減原方分數，極見斟酌。

胃氣大實，逼迫肺氣不得下降，兩相攻擊而然。若或斷或續，乃下焦衝虛之噦，其噦之來路也遠，故其聲斷續也，治屬下焦。

九　陽明溫病，下利讝語，陽明脈實，或滑疾者，小承氣湯主之；脈不實者，牛黃丸主之，紫雪丹亦主之。

下利讝語，柯氏謂腸虛胃實，故取大黃之濡胃，無庸芒硝之潤腸。本論有脈實、脈滑疾、脈不實之辨，恐心包絡之讝語，而誤以承氣下之也，仍主芳香開竅法。

小承氣湯（苦辛通法重劑）

大黃（五錢）　厚朴（二錢）　枳實（一錢）

水八杯，煮取三杯，先服一杯，得宿糞，止後服，不知再服。

調胃承氣湯（熱淫於內，治以鹹寒，佐以甘苦法）

大黃（三錢）　芒硝（五錢）　生甘草（二錢）

牛黃丸（方論並見上焦篇）

紫雪丹（方論並見上焦篇）

潤劑即能通便，此法最穩最妙。

十　溫病三焦俱急，大熱大渴，舌燥，脈不浮而躁甚，舌色金黃，痰涎壅甚，不可單行承氣者，承氣合小陷胸湯主之。

三焦俱急，謂上焦未清，已入中焦陽明，大熱大渴，脈躁苔焦，陽土燥烈，煎熬腎水，不下則陰液立見消亡，下則引上焦餘邪陷入，恐成結胸之證，故以小陷胸合承氣湯，滌三焦之邪，一齊俱出，此因病急，故方亦急也，然非審定是證，不可用是方也。

承氣合小陷胸湯方（苦辛寒法）

生大黃（五錢）　厚朴（二錢）　枳實（二錢）　半夏（三錢）　瓜蔞（三錢）　黃連（二錢）

水八杯，煮取三杯，先服一杯，不下，再服一杯，得快利，止後服，不便再服。

十一　陽明溫病，無上焦證，數日不大便，當下之，若其人陰素虛，不可行承氣者，增液湯主之。服增液湯已，周十二時觀之，若大便不下者，合調胃承氣湯微和之。

此方所以代吳又可承氣養榮湯法也。妙在寓瀉於補，以補藥之體，作瀉藥之用，既可攻實，又可防虛。余治體虛之溫病，與前醫誤傷津液、不大便、半虛半實之證，專以此法救之，無不應手而效。

徵按：二十年來，予以此法救溫病體虛之當下者，取效屢矣，頗以爲獨得之奇，而不知鞠通之有是方也。

此亦炙甘草湯變化出之。

要論。

延至數月，延至歲餘，僉以為元氣素虛，不復歸咎於作俑之人矣。痛哉！

所見畧同。

增液湯方（鹹寒苦甘法）

元參（一兩） 麥冬（八錢，連心） 细生地（八錢）

水八杯，煮取三杯，口乾則與飲，令盡，不便，再作服。

〔方論〕溫病之不大便，不出熱結液乾二者之外。其偏於陽邪熾甚，熱結之實證，則從承氣法矣；其偏於陰虧液涸之半虛半實證，則不可混施承氣，故以此法代之。獨取元參爲君者，元參味苦鹹微寒，壯水制火，通二便，啟腎水上潮於天，其能治液乾，固不待言，《本經》稱其主治腹中寒熱積聚，其並能解熱結可知。麥冬主治心腹結氣，傷中傷飽，胃絡脈絕，羸瘦短氣，亦係能補能潤能通之品，故以爲之佐。生地亦主寒熱積聚，逐血痹，用细者，取其補而不膩，兼能走絡也。三者合用，作增水行舟之計，故湯名增液，但非重用不爲功。

本論於陽明下證，峙立三法：熱結液乾之大實證，則用大承氣；偏於熱結而液不乾者，旁流是也，則用調胃承氣；偏於液乾多而熱結少者，則用增液，所以迴護其虛，務存津液之心法也。

按吳又可纯恃承氣以爲攻病之具，用之得當則效，用之不當，其弊有三：一則邪在心包、陽明兩處，不先開心包，徒攻陽明，下後仍然昏惑譫語，亦將如之何哉？吾知其必不救矣。二則體虧液涸之人，下後作戰汗，或隨戰汗而脫，或不蒸汗徒戰而脫。三者下後雖能戰汗，以陰氣大傷，轉成上嗽下泄，夜熱早涼之怯證，補陽不可，救陰不可，有延至數月而死者，有延至歲餘而死者，其死均也。在又可當日，溫疫盛行之際，非亦實有之理，非薄責前人也。

恐誤認腎陰也。

尋常溫病可比，又初創溫病治法，自有矯枉過正不暇詳審之處，斷不可概施於今日也。本論分別可與不可與、可補不可補之處，以俟明眼裁定，而又爲此按語於後，奉商天下之欲救是證者。至若張氏、喻氏，有以甘溫辛熱立法者，濕溫有可用之處，然須兼以苦泄淡滲，蓋治外邪，宜通不宜守也，若風溫、溫熱、溫疫、溫毒，斷不可從。

十二　陽明溫病，下後汗出，當復其陰，益胃湯主之。

溫熱本傷陰之病，下後邪解汗出，汗亦津液之化，陰液受傷，不待言矣，故云當復其陰。此陰指胃陰而言，蓋十二經皆禀氣於胃，胃陰復而氣降得食，則十二經之陰皆可復矣。欲復其陰，非甘涼不可。湯名益胃者，胃體陽而用陰，取益胃用之義也。下後急議復陰者，恐將來液虧燥起，而成乾咳身熱之怯證也。

益胃湯方（甘涼法）

沙參（三錢）　麥冬（五錢）　冰糖（一錢）　细生地（五錢）　玉竹（一錢五分，炒香）

水五杯，煮取二杯，分兩次服，渣再煮一杯服。

十三　下後無汗脈浮者，銀翹湯主之；脈浮洪者，白虎湯主之；脈洪而芤者，白虎加人參湯主之。

此下後邪氣還表之證也。溫病之邪，上行極而下，下行極而上，下後裏氣得通，欲作汗而未能，以脈浮驗之，知不在裏而在表，逐邪者隨其性而宣泄之，就其近而引導之，故主以銀翹湯，增液爲作汗之具，仍以銀花、連翹解毒而輕宣表氣，蓋亦辛涼合甘寒輕劑法也。若浮而且洪，熱氣熾甚，津液立見銷亡，則非白虎不可。若洪而且芤，金受火克，元氣不支，則非加人參不可矣。

銀翹湯方（辛涼合甘寒法）

銀花（五錢） 連翹（三錢） 竹葉（二錢） 生甘草（一錢） 麥冬（四錢） 細生地（四錢）

白虎湯、白虎加人參湯（方論並見前）

十四　下後無汗，脈不浮而數，清燥湯主之。

無汗而脈數，邪之未解可知，但不浮，無領邪外出之路，即下之後，又無連下之理，故以清燥法，增水敵火，使不致爲災，一半日後相機易法，即吳又可下後間服緩劑之法也。但又可清燥湯中用陳皮之燥，柴胡之升，當歸之辛竄，津液何堪！以燥清燥，有是理乎？此條乃用其法而不用其方。

清燥湯方（甘涼法）

麥冬（五錢） 知母（二錢） 人中黃（一錢五分） 細生地（五錢） 元參（三錢）

水八杯，煮取三杯。分三次服。

〔加減法〕咳嗽膠痰，加沙參三錢，桑葉一錢五分，梨汁半酒杯，牡蠣三錢，牛蒡子三錢。

作者於益陰三致意焉！眞學者金針也。吃緊！枳、朴傷氣劫陰，下後何可輕用。

按吳又可咳嗽膠痰之證，而用蘇子、橘紅、當歸，病因於燥而用燥藥，非也，在濕溫門中不禁。

十五　下後數日，熱不退，或退不盡，口燥咽乾，舌苔乾黑，或金黃色，脈沉而有力者，護胃承氣湯微和之；脈沉而弱者，增液湯主之。

溫病下後，邪氣已淨，必然脈靜身涼，邪氣不淨，有延至數日，邪氣復聚於胃，須再通其裏者，甚至屢下而後淨者，誠有如吳又可所云。但正氣日虛一日，陰津日耗一日，須加意防護其陰，不可稍有鹵莽，是在任其責者臨時斟酌盡善耳。吳又可於邪氣復聚之證，但主以小承氣，本論於此處分別立法。

護胃承氣湯方（苦甘法）

生大黃（三錢）　元參（三錢）　細生地（三錢）　丹皮（二錢）　知母（二錢）　麥冬（三錢，連心）

水五杯，煮取二杯，先服一杯，得結糞，止後服。不便，再服。

增液湯（方見前）

十六　陽明溫病，下後二三日，下證復現，脈不甚沉，或沉而無力，止可與增液，不可與承氣。

此恐犯數下之禁也。

汪按：邪不傳不化，傳表傳裏，因勢導之。溫熱之證，有解表之後，邪復聚表；攻裏之後，邪復聚裏；

五證精細詳核。

或解表之後，邪入於裏；攻裏之後，邪還於表；甚至溫疫邪熾，有下至數十次而後愈者，誠如吳氏所云。總要看其邪正虛實，以定清熱養陰之進退。大抵滋陰不厭頻煩，攻下切須慎重。蓋下後虛邪，與未下實邪不同。攻下稍緩，斷無大害；元氣一敗，無可挽回也。邪少正虛，但與滋陰，便可滌邪，增液、益胃之屬酌用；邪虛兩停，滋陰之中，畧佐滌邪，護胃承氣主之；即邪熾正未虛者，亦以增液爲主；燥結甚者，間服增液承氣，約小其製，方合下後治法。

十七　陽明溫病，下之不通，其證有五：應下失下，正虛不能運藥，不運藥者死，新加黃龍湯主之。喘促不寧，痰涎壅滯，右寸實大，肺氣不降者，宣白承氣湯主之。左尺牢堅，小便赤痛，時煩渴甚，導赤承氣湯主之。邪閉心包，神昏舌短，內竅不通，飲不解渴者，牛黃承氣湯主之。津液不足，無水舟停者，間服增液，再不下者，增液承氣湯主之。

《經》謂下不通者死，蓋下而至於不通，其爲危險可知，不忍因其危險難治而遂棄之。茲按溫病中下之不通者共有五因：其因正虛不運藥者，正氣既虛，邪氣復實，勉擬黃龍法，以人參補正，以大黃逐邪，以冬、地增液，邪退正存一綫，即可以大隊補陰而生，此邪正合治法也。其因肺氣不降，而裏證又實者，必喘促寸實，則以杏仁、石膏宣肺氣之痺，以大黃逐腸胃之結，此臟腑合治法也。其因火腑不通，左尺必現牢堅之脈（左尺，小腸脈也，俗候於左寸者非，細考《內經》自知），小腸熱盛，下注膀胱，小便必涓滴赤且痛也，則以導赤去淡通之此論反復詳盡，無一字非的義，誠得《內經》《金匱》之精。

陽藥，加連、柏之苦通火腑，大黄、芒硝承胃氣而通大腸，此二腸同治法也。其因邪閉心包，内竅不通者，前第五條已有先與牛黄丸，再與承氣之法，此條係已下而不通，舌短神昏，閉已甚矣，飲不解渴，消亦甚矣，較前條僅僅讝語，則更急而又急，立刻有閉脱之虞，陽明大實不通，有消亡腎液之虞，其勢不可少緩須臾，則以牛黄丸開手少陰之閉，以承氣急瀉陽明，救足少陰之消，此兩少陰合治法也。再此條亦係三焦俱急，當與前第九條用承氣、陷胸合法者參看。其因陽明太熱，津液枯燥，水不足以行舟，而結糞不下者，非增液不可。服增液兩劑，法當自下，其或臟燥太甚之人，竟有不下者，則以增液合調胃承氣湯，緩緩與服，約二時服半杯沃之，此一腑中氣血合治法也。

新加黄龍湯（苦甘鹹法）

细生地（五錢） 生甘草（二錢） 人參（一錢五分，另煎） 生大黄（三錢） 芒硝（一錢） 元參（五錢） 麥冬（五錢，連心） 當歸（一錢五分） 海參（二條，洗） 薑汁（六匙）

水八杯，煮取三杯。先用一杯，衝參汁五分、薑汁二匙，頓服之，如腹中有響聲，或轉矢氣者，爲欲便也；候一二時不便，再如前法服一杯；候二十四刻，不便，再服第三杯；如服一杯，即得便，止後服，酌服益胃湯一劑（益胃湯方見前），餘參或可加入。

〔方論〕此處方於無可處之地，勉盡人力，不肯稍有遺憾之法也。舊方用大承氣加參、地、當歸，須知正氣久耗，而大便不下者，陰陽俱憊，尤重陰液消亡，不得再用枳、朴傷氣而耗液，故改用調胃承氣，取甘草之緩急，合人參補正，微點薑汁，宣通胃氣，代枳、朴之用，合人參最宣胃氣，加麥、地、元參，保津液之難保，而又去血結之積聚，薑汁爲宣氣分之用，當歸爲宣血中氣分之用，再加海參者，海參鹹能化堅，甘能補正，按海參之液，數倍於其身，其能補液可知，且蠕動之物，能走絡中血分，病久者必入絡，故以之爲使也。

宣白承氣湯方（苦辛淡法）

生石膏（五錢）　生大黃（三錢）　杏仁粉（二錢）　瓜蔞皮（一錢五分）

水五杯，煮取二杯，先服一杯，不知再服。

導赤承氣湯

赤芍（三錢）　细生地（五錢）　生大黃（三錢）　黃連（二錢）　黃柏（二錢）　芒硝（一錢）

水五杯，煮取二杯，先服一杯，不下再服。

牛黃承氣湯

即用前安宮牛黃丸二丸，化開，調生大黃末三錢，先服一半，不知再服。

增液承氣湯

即於增液湯內，加大黃三錢、芒硝一錢五分。

水八杯，煮取三杯，先服一杯，不知再服。

著眼。

十八　下後虛煩不眠，心中懊憹，甚至反復顛倒，梔子豉湯主之；若少氣者，加甘草；若嘔者，加薑汁。

邪氣半至陽明，半猶在膈，下法能除陽明之邪，不能除膈間之邪，故證現懊憹虛煩，梔子豉湯，湧越其在上之邪也。少氣加甘草者，誤下固能傷陰，此則以誤下而傷胸中陽氣，甘能益氣，故加之。嘔加薑汁者，胃中未至甚熱燥結，誤下傷胃中陽氣，木來乘之，故嘔，加薑汁，和肝而降胃氣也，胃氣降，則不嘔矣。

梔子豉湯方（見上焦篇）

梔子豉加甘草湯

即於梔子豉湯內，加甘草二錢，煎法如前。

梔子豉加薑汁方

即於梔子豉湯內，加薑汁五匙。

十九　陽明溫病，乾嘔口苦而渴，尚未可下者，黃連黃芩湯主之。不渴而舌滑者屬濕溫。

溫熱，燥病也，其嘔由於邪熱夾穢，擾亂中宮而然，故以黃連、黃芩徹其熱，以芳香蒸變化其濁也。

黃連黃芩湯方（苦寒微辛法）

黃連（二錢）　黃芩（二錢）　鬱金（一錢五分）　香豆豉（二錢）

水五杯，煮取二杯，分二次服。

二十　陽明溫病，舌黃燥，肉色絳，不渴者，邪在血分，清營湯主之。若滑者，不可與也，當於濕溫中求之。

溫病傳裏，理當渴甚，今反不渴者，以邪氣深入血分，格陰於外，上潮於口，故反不渴也。曾過氣分，故苔黃而燥。邪居血分，故舌之肉色絳也。若舌苔白滑、灰滑、淡黃而滑，不渴者，乃濕氣蒸騰之象，不得用清營柔以濟柔也。

汪按：此條以舌絳爲主（舌絳不渴，夜甚，乃入營的候）。再按：絳而中心黃苔，當氣血兩清；纯絳鮮紅，急滌包絡；中心絳乾，兩清心胃；尖獨乾絳，專泄火腑；舌絳而光，當濡胃陰；絳而枯痿，急用膠黃；乾絳無色，宜投復脈（此二證俱屬下焦）。以上俱仍合脈證參詳。若舌絳兼有白苔，或黃白相兼，是邪仍在氣分；絳而有滑苔者，則爲濕熱薰蒸，誤用血藥滋膩，邪必難解，不可不慎也，詳見上下二焦。

清營湯方（見上焦篇）

二一　陽明斑者，化斑湯主之。

方義並見上焦篇。

嘗見小兒，醫有過用升提而死者。

二二　陽明溫病，下後疹續出者，銀翹散去豆豉，加細生地大青葉元參丹皮湯主之。

方義並見上焦篇。

二三　斑疹，用升提，則衄，或厥，或嗆咳，或昏痙，用壅補則瞀亂。

此治斑疹之禁也。斑疹之邪在血絡，只喜輕宣涼解。若用柴胡、升麻辛溫之品，直升少陽，使熱血上循清道則衄；過升則下竭，下竭者必上厥；肺爲華蓋，受熱毒之薰蒸則嗆咳；心位正陽，受升提之摧迫則昏痙。至若壅補，使邪無出路，絡道比經道最細，諸瘡痛癢，皆屬於心，既不得外出，其勢必返而歸之於心，不瞀亂得乎？

二四　斑疹陽明證悉具，外出不快，內壅特甚者，調胃承氣湯微和之，得通則已，不可令大泄，大泄則內陷。

此斑疹下法，微有不同也。斑疹雖宜宣泄，但不可太過，令其內陷。斑疹雖忌升提，亦畏內陷。方用調胃承氣者，避枳、朴之溫燥，取芒硝之入陰，甘草敗毒緩中也。

調胃承氣湯（方見前）

二五　陽明溫毒發痘者，如斑疹法，隨其所在而攻之。

溫毒發痘，如小兒痘瘡，或多或少，紫黑色，皆穢濁太甚，療治失宜而然也。雖不多見，間亦有之，隨其所在而攻，謂脈浮則用銀翹散加生地、元參，渴加花粉，毒重加金汁，人中黄，小便短加芩、連之類；脈沉內壅者，酌輕重下之。

二六　陽明溫毒，楊梅瘡者，以上法隨其所偏而調之，重加敗毒，兼與利濕。

此條當入濕溫，因上條溫痘連類而及，故编於此，可以互證也。楊梅瘡者，形似楊梅，輕則紅紫，重則紫黑，多現於背部、面部，亦因感受穢濁而然。如上法者，如上條治溫痘之法。毒甚故重加敗毒，此證毒附濕而爲災，故兼與利濕，如萆薢、土茯苓之類。

二七　陽明溫病，不甚渴，腹不滿，無汗，小便不利，心中懊憹者，必發黄，黄者，梔子柏皮湯主之。

受邪太重，邪熱與胃陽相搏，不得發越，無汗不能自通，熱必發黄矣。

梔子柏皮湯方

梔子（五錢）　生甘草（二錢）　黄柏（五錢）

水五杯，煮取二杯，分二次服。

〔方論〕此濕淫於內，以苦燥之，熱淫於內，佐以甘苦法也。梔子清肌表，解五黃，又治內煩。黃柏瀉膀胱，療肌膚間熱。甘草協和內外。三者其色皆黃，以黃退黃，同氣相求也。按又可但有茵陳大黃湯，而無梔子柏皮湯，溫熱發黃，豈皆可下者哉！

二八　陽明溫病，無汗，或但頭汗出，身無汗，渴欲飲水，腹滿舌燥黃，小便不利者，必發黃，茵陳蒿湯主之。

此與上條異者，在口渴腹滿耳。上條口不甚渴，腹不滿，胃不甚實，故不可下；此則胃家已實而黃不得退，熱不得越，無出表之理，故從事於下趨大小便也。

茵陳蒿湯

茵陳蒿（六錢）　梔子（三錢）　生大黃（三錢）

水八杯，先煮茵陳減水之半，再入二味，煮成三杯，分三次服，以小便利爲度。

〔方論〕此纯苦急趨之方也。發黃外閉也，腹滿內閉也，內外皆閉，其勢不可緩，苦性最急，故以纯苦急趨下焦也。黃因熱結，瀉熱者必瀉小腸，小腸丙火，非苦不通。勝火者莫如水，茵陳得水之精；開鬱莫如發陳，茵陳生發最速，高出衆草，主治熱結黃膽，故以之爲君。梔子通水源而利三焦，大黃除實熱而減腹滿，故以之申淡滲禁，吃緊！

爲佐也。

二九　陽明溫病，無汗，實證未劇，不可下，小便不利者，甘苦合化，冬地三黃湯主之。

大凡小便不通，有責之膀胱不開者，有責之上游結熱者，有責之肺氣不化者。溫熱之小便不通，無膀胱不開證，皆上游（指小腸而言）熱結，與肺氣不化而然也。小腸火腑，故以三黃苦藥通之；熱結則液乾，故以甘寒潤之；金受火刑，化氣維艱，故倍用麥冬以化之。

冬地三黃湯方（甘苦合化陰氣法）

麥冬（八錢）　黃連（一錢）　葦根汁（半酒杯，衝）　元參（四錢）　黃柏（一錢）　銀花露（半酒杯，衝）　細生地（四錢）　黃芩（一錢）

生甘草（三錢）

水八杯，煮取三杯，分三次服，以小便得利爲度。

三十　溫病小便不利者，淡滲不可與也，忌五苓、八正輩。

此用淡滲之禁也。熱病有餘於火，不足於水，惟以滋水瀉火爲急務，豈可再以淡滲動陽而爍津乎？奈何吳又可於小便條下，特立豬苓湯，乃去仲景原方之阿膠，反加木通、車前，滲而又滲乎！其治小便血分之桃仁湯中，仍用滑石，不識何解！

中苦寒禁，尤吃緊！

中暴食禁，亦要。

三一　溫病燥熱，欲解燥者，先滋其乾，不可纯用苦寒也，服之反燥甚。

此用苦寒之禁也。溫病有餘於火，不用淡滲猶易明，並苦寒亦設禁條，則未易明也。舉世皆以苦能降火，寒能瀉熱，坦然用之而無疑，不知苦先入心，其化以燥，服之不應，愈化愈燥。宋人以目爲火戶，設立三黃湯，久服竟至於瞎，非化燥之明徵乎？吾見溫病而恣用苦寒，津液乾涸不救者甚多，蓋化氣比本氣更烈。故前條冬地三黃湯，甘寒十之八九，苦寒僅十之一二耳。至茵陳蒿湯之纯苦，止有一用，或者再用，亦無屢用之理。吳又可屢詆用黃連之非，而又恣用大黃，惜乎其未通甘寒一法也。

三二　陽明溫病，下後熱退，不可卽食，食者必復；周十二時後，緩緩與食，先取清者，勿令飽，飽則必復，復必重也。

此下後暴食之禁也。下後雖然熱退，餘焰尚存，蓋無形質之邪，每借有形質者以爲依附，必須堅壁清野，勿令卽食。一日後，稍可食清而又清之物，若稍重濁，猶必復也。勿者，禁止之詞；必者，斷然之詞也。

三三　陽明溫病，下後脈靜，身不熱，舌上津回，十數日不大便，可與益胃、增液輩，斷不可再與承氣也。下後舌苔未盡退，口微渴，面微赤，脈微數，身微熱，日淺者亦與增液輩，日深舌微乾者，申數下禁，尤要。

論於存陰退熱，類盡之；此則推之於終極也。

屬下焦復脈法也（方見下焦）。勿輕與承氣，輕與者肺燥而咳，脾滑而泄，熱反不除，渴反甚也，百日死。

此數下亡陰之大戒也。下後不大便十數日。甚至二十日，乃腸胃津液受傷之故，不可強責其便，但與復陰，自能便也。此條脈靜身涼，人猶易解，至脈雖不躁而未靜，身雖不壯熱而未涼，俗醫必謂邪氣不盡，必當再下，在又可法中亦必再下。不知大毒治病，十衰其六，但與存陰退熱，斷不誤事（下後邪氣復聚，大熱大渴，面正赤，脈躁甚，不在此例）。若輕與苦燥，頻傷胃陰，肺之母氣受傷，陽明化燥，肺無秉氣，反爲燥逼，焉得不咳。燥咳久者，必身熱而渴也。若脾氣爲快利所傷，必致滑泄，滑泄則陰傷而熱渴愈加矣，遷延三月，天道小變之期，其勢不能再延，故曰百日死也。

三四　陽明溫病，渴甚者，雪梨漿沃之。

雪梨漿（方法見前）

三五　陽明溫病，下後微熱，舌苔不退者，薄荷末拭之。

以新布蘸新汲涼水，再蘸薄荷细末，頻擦舌上。

三六　陽明溫病，斑疹溫痘，溫瘡，溫毒，發黃，神昏譫語者，安宮牛黃丸主之。

心居膈上，胃居膈下，雖有膜隔，其濁氣太甚，則亦可上乾包絡，且病自上焦而來，故必以芳香逐穢開竅爲要也。

安宮牛黄丸（方見上焦篇）

總綱，扼要！

三七　風溫、溫熱、溫疫、溫毒、冬溫之在中焦，陽明病居多；濕溫之在中焦，太陰病居多；暑溫則各半也。

此諸溫不同之大關鍵也。溫熱等皆因於火，以火從火，陽明陽土，以陽從陽，故陽明病居多。濕溫則以濕從濕，太陰陰土，以陰從陰，則太陰病居多。暑兼濕熱，故各半也。

暑溫

此條別於溫熱，全在舌滑、胸痛、嘔水。

三八　脈洪滑，面赤身熱頭暈，不惡寒，但惡熱，舌上黄滑苔，渴欲涼飲，飲不解渴，得水則嘔，按之胸下痛，小便短，大便閉者，陽明暑溫，水結在胸也，小陷胸湯加枳實主之。

脈洪面赤，不惡寒，病已不在上焦矣。暑兼濕熱，熱甚則渴，引水求救。濕鬱中焦，水不下行，反來上逆，則嘔，胃氣不降，則大便閉。故以黄連、瓜蔞清在裏之熱痰，半夏除水痰而強胃，加枳實者，取其苦辛通降，開幽門而引水下行也。

小陷胸加枳實湯方（苦辛寒法）

黄連（二錢）　瓜蔞（三錢）　枳實（二錢）　半夏（五錢）

急流水五杯，煮取二杯，分二次服。

三九　陽明暑溫，脈滑數，不食不飢不便，濁痰凝聚，心下痞者，半夏瀉心湯去人參、乾薑、大棗、甘草加枳實、杏仁主之。

不飢不便，而有濁痰，心下痞滿，濕熱互結而阻中焦氣分。故以半夏、枳實開氣分之濕結；黄連、黄芩開氣分之熱結，杏仁開肺與大腸之氣痹；暑中熱甚，故去乾薑；非傷寒誤下之虛痞，故去人參、甘草、大棗，且畏其助濕作滿也。

半夏瀉心湯去乾薑甘草加枳實杏仁方（苦辛寒法）

半夏（一兩）　黄連（二錢）　黄芩（三錢）　枳實（二錢）　杏仁（三錢）

水八杯，煮取三杯，分三次服。虛者復納人參二錢，大棗三枚。

四十　陽明暑溫，濕氣已化，熱結獨存，口燥咽乾，渴欲飲水，面目俱赤，舌燥黄，脈沉實者，小承氣湯各等分下之。

氣血二字扼要。

著眼。

暑兼濕熱，其有體瘦質燥之人，感受熱重濕輕之證，濕先從熱化盡，只餘熱結中焦，具諸下證，方可下之。

汪按：濕熱入胃腑方可下，雖云化熱，究從濕來，故枳、朴、大黃等分用也。大抵溫病診舌爲要，痞滿之證，見黃燥，方可議下；黃而不燥，仍用宣泄，以驅之入胃，或苦溫助之化燥，見黃，方可用苦泄（瀉心、陷胸之屬）；黃白相兼，或灰白色，仍用開提（三香、杏、蔻、枳、桔之屬），以達之於肺，不可誤也。又葉天士論傷寒熱邪劫爍，下之宜猛；溫病多濕邪內搏，下之宜輕；傷寒大便溏爲邪盡，不可下；濕溫病大便溏爲邪未盡，便硬方爲無濕，不可攻也。此皆要論，不可不知。

小承氣湯（方義並見前。此處不必以大黃爲君，三物各等分可也）

四一　暑溫蔓延三焦，舌滑微黃，邪在氣分者，三石湯主之；邪氣久留，舌絳苔少，熱搏血分者，加味清宮湯主之；神識不清，熱閉內竅者，先與紫雪丹，再與清宮湯。

蔓延三焦，則邪不在一經一臟矣，故以急清三焦爲主。然雖云三焦，以手太陰一經爲要領。蓋肺主一身之氣，氣化則暑濕俱化，且肺臟受生於陽明，肺之臟象屬金色白，陽明之氣運亦屬金色白。故肺經之藥多兼走陽明，陽明之藥多兼走肺也。再肺經通調水道，下達膀胱，肺痺開則膀胱亦開，是雖以肺爲要領，而胃與膀胱皆在治中，則三焦俱備矣，是邪在氣分而主以三石湯之奧義也。若邪氣久羈，必歸血絡，心主血脈，故以加味清宮湯主之。內竅欲閉，則熱邪盛矣，紫雪丹開內竅而清熱最速者也。

上二條濕輕熱重，此條濕熱兩停。

三石湯方

飛滑石（三錢）　生石膏（五錢）　寒水石（三錢）　杏仁（三錢）　竹茹（二錢，炒）　銀花（三錢，花露更妙）　金汁（一酒杯，衝）　白通草（二錢）

水五杯，煮成二杯，分二次溫服。

〔方論〕此微苦辛寒兼芳香法也。蓋肺病治法，微苦則降，過苦反過病所，辛涼所以清熱，芳香所以敗毒而化濁也。按三石，紫雪丹中之君藥，取其得庚金之氣，清熱退暑利竅，兼走肺胃者也；杏仁、通草爲宣氣分之用，且通草直達膀胱，杏仁直達大腸；竹茹以竹之脈絡，而通人之脈絡；金汁、銀花，敗暑中之熱毒。

加味清宮湯方

即於前清宮湯內加知母三錢，銀花二錢，竹瀝五茶匙衝入。

〔方論〕此苦辛寒法也。清宮湯前已論之矣，加此三味者：知母瀉陽明獨勝之熱，而保肺清金；銀花敗毒而清絡；竹瀝除胸中大熱，止煩悶消渴；合清宮湯爲暑延三焦血分之治也。

四二　暑溫伏暑，三焦均受，舌灰白，胸痞悶，潮熱嘔惡，煩渴自利，汗出溺短者，杏仁滑石湯主之。

舌白胸痞，自利嘔惡，濕爲之也。潮熱煩渴，汗出溺短，熱爲之也。熱處濕中，濕蘊生熱，濕熱交混，非偏寒偏熱可治，故以杏仁、滑石、通草，先宣肺氣，由肺而達膀胱以利濕，厚朴苦溫而瀉濕滿，芩、連清裏總綱，扼要。

南方卑濕傷陰者，十常六七。

而止濕熱之利，鬱金芳香走竅而開閉結，橘、半強胃而宣濕化痰以止嘔惡，俾三焦混處之邪，各得分解矣。

杏仁滑石湯方（苦辛寒法）

杏仁（三錢） 滑石（三錢） 黃芩（二錢） 橘紅（一錢五分） 黃連（一錢） 鬱金（二錢） 通草（一錢） 厚朴（二錢） 半夏（三錢）

水八杯，煮取三杯，分三次服。

寒濕

四三　濕之入中焦，有寒濕，有熱濕，有自表傳來，有水穀內蘊，有內外相合。其中傷也，有傷脾陽，有傷脾陰，有傷胃陽，有傷胃陰，有兩傷脾胃。傷脾胃之陽者十常八九，傷脾胃之陰者十居一二。彼此混淆，治不中窾，遺患無窮，臨證細推，不可泛論。

此統言中焦濕證之總綱也。寒濕者，濕與寒水之氣相搏也，蓋濕水同類，其在天之陽時爲雨露，陰時爲霜雪，在江河爲水，在土中爲濕，體本一源，易於相合，最損人之陽氣。熱濕者，在天時長夏之際，盛熱蒸動濕氣流行也，在人身濕鬱，本身陽氣久而生熱也，兼損人之陰液。自表傳來，一由經絡而臟腑，一由肺而脾胃。水穀內蘊，肺虛不能化氣，脾虛不能散津，或形寒飲冷，或酒客中虛。內外相合，客邪既從表入，而伏邪又從內發也。傷脾陽，在中則不運痞滿，傳下則洞泄腹痛。傷胃陽，則嘔逆不食，膈脹胸痛。兩傷脾胃，既有脾證，又有胃證也。其傷脾胃之陰若何？濕久生熱，熱必傷陰，古稱濕火者是也。傷胃陰，則口渴不飢。傷脾陰，則舌先灰滑，後

著眼。

借賓定主。

反黄燥，大便堅結。濕爲陰邪，其傷人之陽也，得理之正，故多而常見。其傷人之陰也，乃勢之變，故罕而少見。治濕者必須審在何經何臟，兼寒兼熱，氣分血分，而出辛凉、辛溫、甘溫、苦溫、淡滲、苦滲之治，庶所投必效。若脾病治胃，胃病治脾，兼下焦者，單治中焦，或籠統混治，脾胃不分，陰陽寒熱不辨，將見腫脹、黄疸、洞泄、衄血、便血、諸證蜂起矣。惟在臨證者细心推求，下手有準的耳。蓋土爲雜氣，兼證甚多，最難分析，豈可泛論濕氣而已哉！

汪按：溫熱、濕溫，爲本書兩大綱。溫熱從口鼻吸受，並無寒證，最忌辛溫表散，但當認定門徑，勿與傷寒混雜，再能按三焦投藥，辨清氣血營衛，不失先後緩急之序，便不致誤。濕溫爲三氣雜感，濁陰瀰漫，有寒有熱，傳變不一，全要细察兼證，辨明經絡臟腑氣血陰陽，濕熱二氣偏多偏少，方可論治。故論濕溫方法，較溫熱爲多，讀者以此意求之，無餘蘊矣。再按：熱證清之則愈，濕證宣之則愈，重者往往宣之未愈，待其化熱而後清，清而後愈。一爲陽病，一兼陰病，至魯至道，難易較然。

四四　足太陰寒濕，痞結胸滿，不飢不食，半苓湯主之。

此書以溫病名，並列寒濕者，以濕溫緊與寒濕相對，言寒濕而濕溫更易明析。

痞結胸滿，仲景列於太陰篇中，乃濕鬱脾陽，足太陰之氣，不爲鼓動運行。臟病而累及腑，痞結於中，故亦不能食也。故以半夏、茯苓培陽土以吸陰土之濕，厚朴苦溫以瀉濕滿，黄連苦以滲濕，重用通草以利水道，使邪有出路也。

半苓湯方（此苦辛淡滲法也）

半夏（五錢） 茯苓塊（五錢） 川連（一錢） 厚朴（三錢） 通草（八錢，煎湯煮前藥）

水十二杯，煮通草成八杯，再入餘藥煮成三杯，分三次服。

四五 足太陰寒濕，腹脹，小便不利，大便溏而不爽，若欲滯下者，四苓加厚朴秦皮湯主之，五苓散亦主之。

《經》謂太陰所至，發爲䐜脹，又謂厥陰氣至爲䐜脹，蓋木克土也。太陰之氣不運，以致膀胱之氣不化，故小便不利。四苓辛淡滲濕，使膀胱開而出邪，以厚朴瀉脹，以秦皮洗肝也。其或肝氣不熱，則不用秦皮，仍用五苓中之桂枝以和肝，通利三焦而行太陽之陽氣，故五苓散亦主之。

四苓加厚朴秦皮湯方（苦溫淡法）

茅术（三錢） 厚朴（三錢） 茯苓塊（五錢） 豬苓（四錢） 秦皮（二錢） 澤瀉（四錢）

水八杯，煮成八分三杯，分三次服。

五苓散（甘溫淡法）

豬苓（一兩） 赤术（一兩） 茯苓（一兩） 澤瀉（一兩六錢） 桂枝（五錢）

共爲细末，百沸湯和服三錢，日三服。

四六　足太陰寒濕，四肢乍冷，自利，目黄，舌白滑，甚則灰，神倦不語，邪阻脾竅，舌蹇語重。四苓加木瓜草果厚朴湯主之。

脾主四肢，脾陽鬱故四肢乍冷。濕漬脾而脾氣下溜，故自利。目白精屬肺，足太陰寒則手太陰不能獨治，兩太陰同氣也，且脾主地氣，肺主天氣，地氣上蒸，天氣不化，故目睛黄也。白滑與灰，寒濕苔也。濕困中焦，則中氣虚寒，中氣虚寒，則陽光不治，主正陽者心也，心藏神，故神昏。心主言，心陽虚，故不語。脾竅在舌，濕邪阻竅，則舌蹇而語聲遲重。濕以下行爲順，故以四苓散驅濕下行，加木瓜以平木，治其所不勝也。厚朴以溫中行滯，草果溫太陰獨勝之寒，芳香而達竅，補火以生土，驅濁以生清也。

四苓加木瓜厚朴草果湯方（苦熱兼酸淡法）

生於白术（三錢）　豬苓（一錢五分）　澤瀉（一錢五分）　赤苓塊（五錢）　木瓜（一錢）　厚朴（一錢）　草果（八分）　半夏（三錢）

水八杯，煮取八分三杯，分三次服。陽素虚者，加附子二錢。

四七　足太陰寒濕，舌灰滑，中焦滯痞，草果茵陳湯主之；面目俱黄，四肢常厥者，茵陳四逆湯主之。

濕滯痞結，非溫通而兼開竅不可，故以草果爲君。茵陳因陳生新，生發陽氣之機最速，故以之爲佐。廣皮、大腹、厚朴，共成瀉痞之功。豬苓、澤瀉，以導濕外出也。若再加面黃肢逆，則非前湯所能濟，故以四逆回厥，茵陳宣濕退黃也。

草果茵陳湯方（苦辛溫法）

草果（一錢）　茵陳（三錢）　茯苓皮（三錢）　厚朴（二錢）　廣皮（一錢五分）　豬苓（二錢）　大腹皮（二錢）　澤瀉（一錢五分）

水五杯，煮取二杯，分二次服。

茵陳四逆湯方（苦辛甘熱復微寒法）

附子（三錢，炮）　乾薑（五錢）　炙甘草（二錢）

茵陳（六錢）

水五杯，煮取二杯。溫服一杯，厥回止後服；仍厥，再服；盡劑，厥不回，再作服。

四八　足太陰寒濕，舌白滑，甚則灰，脈遲，不食，不寐，大便窒塞，濁陰凝聚，陽傷腹痛，痛甚則肢逆，椒附白通湯主之。

此足太陰寒濕，兼足少陰、厥陰證也。白滑灰滑，皆寒濕苔也。脈遲者，陽爲寒濕所困，來去俱遲也。不食，胃陽痺也。不寐，中焦濕聚，阻遏陽氣不得下交於陰也。大便窒塞，脾與大腸之陽，不能下達也。陽爲濕困，返遜位於濁陰，故濁陰得以蟠踞中焦而爲痛也；凡痛皆邪正相爭之象，雖曰陽困，究竟陽未絕滅，兩不相下，

古人論痛，未有如此之明快者。

寒濕係陰證，中陽素弱者，病此尤多，雖盛暑猶宜薑附，不可畏而不用。

故相爭而痛也（後凡言痛者倣此）。椒附白通湯，齊通三焦之陽，而急驅濁陰也。

椒附白通湯方

生附子（三錢，炒黑）　川椒（二錢，炒黑）　淡乾薑（二錢）　蔥白（三莖）　豬膽汁（半燒酒杯，去渣後調入）

水五杯，煮成二杯，分二次涼服。

〔方論〕此苦辛熱法復方也。苦與辛合，能降能通，非熱不足以勝重寒而回陽。附子益太陽之標陽，補命門之眞火，助少陽之火熱。蓋人之命火，與太陽之陽、少陽之陽旺，行水自速。三焦通利，濕不得停，焉能聚而爲痛，故用附子以爲君，火旺則土強。乾薑溫中逐濕痺，太陰經之本藥，川椒燥濕除脹消食，治心腹冷痛，故以二物爲臣。蔥白由內而達外，中空通陽最速，亦主腹痛，故以爲之使。濁陰凝聚不散，有格陽之勢，故反佐以豬膽汁。豬水畜，屬腎，以陰求陰也；膽乃甲木，從少陽，少陽主開泄，生發之機最速。此用仲景白通湯，與許學士椒附湯，合而裁製者也。

四九　陽明寒濕，舌白腐，肛墜痛，便不爽，不喜食，附子理中湯去甘草加廣皮厚朴湯主之。

九竅不和，皆屬胃病。胃受寒濕所傷，故肛門墜痛而便不爽；陽明失闔，故不喜食。理中之人參補陽明之正，蒼朮補太陰而滲濕，薑、附運坤陽以劫寒，蓋脾陽轉而後濕行，濕行而後胃陽復。去甘草，畏其滿中也。加厚朴、廣皮，取其行氣。合而言之，辛甘爲陽，辛苦能通之義也。

附子理中湯去甘草加厚朴廣皮湯方（辛甘兼苦法）

生茅术（三錢） 人參（一錢五分） 炮乾薑（一錢五分） 厚朴（二錢） 廣皮（一錢五分） 生附子（一錢五分，炮黑）

水五杯，煮取八分二杯，分二次服。

徵按：仲景理中湯原方中用术，今定以蒼术者，蒼术燥濕而兼解鬱，不似白术之呆滯也，丹溪製越鞠丸方，以蒼术治濕鬱，以上見證，皆鬱證也，故用蒼术（古書只有术名，而無蒼白之分，至唐本草始分赤白，後世又謂赤术爲蒼术矣）。

五十　寒濕傷脾胃兩陽，寒熱不饑，吞酸形寒，或脘中痞悶，或酒客濕聚，苓薑术桂湯主之。

此兼運脾胃，宣通陽氣之輕劑也。

苓薑术桂湯方（苦辛溫法）

茯苓塊（五錢） 生薑（三錢） 炒白术（三錢） 桂枝（三錢）

水五杯，煮取八分二杯，分溫再服。

五一　濕傷脾胃兩陽，既吐且利，寒熱身痛，或不寒熱，但腹中痛，名曰霍亂。寒多，不欲飲水者，理中湯主之。熱多，欲飲水者，五苓散主之。吐利汗出，發熱惡寒，四肢拘急，手足厥冷，四逆湯主之。

此條有陰陽二證，以欲飲不欲飲辨之，欲飲水而不能者，仍陰證。

吐利止而身痛不休者，宜桂枝湯小和之。

按霍亂一證，長夏最多，本於陽虛寒濕凝聚，關係非輕，傷人於頃刻之間。奈時醫不讀《金匱》，不識病源，不問輕重，一概主以藿香正氣散，輕者原有可愈之理，重者死不旋踵；更可笑者，正氣散中加黄連、麥冬，大用西瓜治渴欲飲水之霍亂，病者豈堪命乎！瑭見之屢矣，故特採《金匱》原文，備錄於此。胃陽不傷不吐，脾陽不傷不瀉，邪正不爭不痛，營衛不乖不寒熱。以不飲水之故，知其爲寒多；主以理中湯（原文係理中丸，方後自注云：然丸不及湯，蓋丸緩而湯速也；且恐丸藥不精，故直改從湯），溫中散寒。人參、甘草，胃之守藥；白术、甘草，脾之守藥；乾薑能通能守，上下兩泄者，故脾胃兩守之；且守中有通，通中有守，以守藥作通用，以通藥作守用。若熱欲飲水之證，飲不解渴，而吐泄不止，則主以五苓。邪熱須從小便去，膀胱爲小腸之下游，小腸，火腑也，五苓通前陰，所以守後陰也。太陽不開，則陽明不闔，開太陽正所以守陽明也，此二湯皆有一舉兩得之妙。吐利則脾胃之陽虛，汗出則太陽之陽亦虛；發熱者，浮陽在外也；惡寒者，實寒在中也；四肢拘急，脾陽不榮四末；手足厥冷，中土虛而厥陰肝木來乘病者，四逆湯善救逆，故名四逆湯。人參、甘草守中陽，乾薑、附子通中陽，人參、附子護外陽，乾薑、甘草護中陽，中外之陽復回，則羣陰退避，而厥回矣。吐利止而身痛不休者，中陽復而表陽不和也，故以桂枝湯溫經絡而微和之。

理中湯方（甘熱微苦法，此方分量以及後加減法，悉照《金匱》原文，用者臨時斟酌）

人參　甘草　白术　乾薑（各三兩）

水八杯，煮取三杯，溫服一杯，日三服。

〔加減法〕若臍上築者，腎氣動也，去朮加桂四兩。吐多者，去朮加生薑三兩。下多者還用朮。悸者加茯苓二兩。渴欲飲水者，加朮足前成四兩半。腹中痛者，加人參足前成四兩半。寒者，加乾薑足前成四兩半。腹滿者，去朮加附子一枚。服湯後，如食頃，飲熱粥一升許，微自汗，勿發揭衣被。

五苓散方（見前）

〔加減法〕腹滿者，加厚朴、廣皮，各一兩。渴甚面赤，脈大緊而急，搧扇不知涼，飲冰不知冷，腹痛甚，時時躁煩者，格陽也，加乾薑一兩五錢（此條非仲景原文，余治驗也）。百沸湯和，每服五錢，日三服。

汪按：濕溫、濕瘧、寒濕、中寒等證，皆有陰盛格陽。若春溫、風溫、暑熱、溫疫、溫毒，非犯逆則絕無此證，雖或病前病中，兼犯房勞遺泄，亦斷無陰證，而陽盛格陰者，則往往有之。俗醫傳派不清，臨事狐疑，失之毫釐，人命立絕。此條與溫熱門中，中下焦陽厥數條參看，庶乎臨證了然，厥功鉅矣。

四逆湯方（辛甘熱法。分量臨時斟酌）

炙甘草（二兩）　乾薑（一兩半）　生附子（一枚，去皮）　加人參（一兩）

水五茶碗，煮取二碗，分二次服。

按原方無人參，此獨加人參者，前條寒多不飲水，較厥逆尚輕，仲景已用人參；此條諸陽欲脫，中虛更急，不用人參，何以固內？柯韻伯傷寒註云：仲景凡治虛證，以裏爲重，協熱下利，脈微弱者，便用人參；汗後身痛，脈沉遲者，便加人參。此脈遲而利清穀，且不煩不欬，中氣大虛，元氣已脱，但溫不補，何以救逆乎！觀茯苓四逆之煩躁，且以人參；況通脈四逆，豈得無參？是必有脱落耳，備録於此存參。

五二　霍亂兼轉筋者，五苓散加防己桂枝薏仁主之；寒甚脈緊者，再加附子。

肝藏血，主筋，筋爲寒濕搏急而轉，故於五苓和霍亂之中，加桂枝溫筋，防己急驅下焦血分之寒濕，薏仁主濕痺腳氣，扶土抑木，治筋急拘攣。甚寒脈緊，則非纯陽之附子不可。

五苓散加防己桂枝薏仁方

即於前五苓散內，加防己一兩，桂枝一兩半，足前成二兩，薏仁二兩。寒甚者，加附子大者一枚。杵爲细末，每服五錢，百沸湯和，日三，劇者日三夜一，得臥則勿令服。

五三　卒中寒濕，內挾穢濁，眩冒欲絶，腹中絞痛，脈沉緊而遲，甚則伏，欲吐不得吐，欲利不得利，甚則轉筋，四肢欲厥，俗名發沙，又名乾霍亂，轉筋者，俗名轉筋火，古方書不載（不載者，不載上三條之俗名耳；若是證，當於《金匱》腹滿、腹痛、心痛、寒疝諸條參看自得），蜀椒救中湯主之，九痛丸亦可服；語亂者，先服至寶丹，再與湯藥。

按此證夏日濕蒸之時最多，故因霍亂而類記於此。中陽本虛，內停寒濕，又爲蒸騰穢濁之氣所乾，由口嘗見一人患此病飲米湯立斃。

辨要。

鼻而直行中道，以致腹中陽氣受逼，所以相爭而爲絞痛；胃陽不轉，雖欲吐而不得；脾陽困閉，雖欲利而不能；其或經絡亦受寒濕，則筋如轉索，而後者向前矣；中陽虚而肝木來乘，則厥。俗名發沙者何？蓋以此證病來迅速，或不及延醫，或醫亦不識，相傳以錢，或用瓷碗口，蘸薑湯或麻油，刮其關節，刮則其血皆分，住則復合，數數分合，動則生陽，關節通而氣得轉，往往有隨手而愈者，刮處必現血點，紅紫如沙，故名沙也。但刮後須十二時不飲水，方不再發。不然則留邪在絡，稍受寒發怒，則舉發矣。以其欲吐不吐，欲利不利而腹痛，故又名乾霍亂。其轉筋名轉筋火者，以常發於夏月，夏月火令，又病迅速如火也，其實乃伏陰與濕相搏之故。以大建中之蜀椒，急驅陰濁下行，乾薑溫中，去人參、膠飴者，畏其滿而守也，加厚朴以瀉濕中濁氣，檳榔以散結氣，直達下焦，廣皮通行十二經之氣，改名救中湯，急驅濁陰，所以救中焦之眞陽也。九痛丸一面扶正，一面驅邪，其驅邪之功最速，故亦可服。再按前吐瀉之霍亂，有陰陽二證，乾霍亂則纯有陰而無陽，所謂天地不通，閉塞而成冬，有若否卦之義。若語言亂者，邪乾心包，故先以至寶丹，驅包絡之邪也。

救中湯方（苦辛通法）

蜀椒（三錢，炒出汗） 淡乾薑（四錢） 厚朴（三錢） 檳榔（二錢） 廣皮（二錢）

水五杯，煮取二杯，分二次服。兼轉筋者，加桂枝三錢，防己五錢，薏仁三錢。厥者加附子二錢。

九痛丸方（治九種心痛，苦辛甘熱法）

附子（三兩） 生狼牙（一兩） 人參（一兩） 乾薑（一兩） 吴茱萸（一兩） 巴豆（一兩，去皮心，熬碾如膏）

蜜丸梧子大，酒下，強人初服三丸，日三服，弱者二丸。

兼治卒中惡，腹脹痛，口不能言；又治連年積冷，流注心胸痛，並冷、衝上氣，落馬、墜車、血病等證皆主之。

忌口如常法。

〔方論〕《內經》有五臟胃腑心痛，並痰蟲食積，即爲九痛也。心痛之因，非風即寒，故以乾薑、附子驅寒壯陽，吳茱萸能降肝臟濁陰下行，生狼牙善驅浮風，以巴豆驅逐痰蟲陳滯之積，人參養正驅邪，因其藥品氣血皆入，補瀉攻伐皆備，故治中惡腹脹痛等證。

附錄《外臺》走馬湯，治中惡、心痛、腹脹、大便不通，苦辛熱法。沈目南注云：中惡之證，俗謂絞腸烏痧，即穢臭惡毒之氣，直從口鼻，入於心胸腸胃臟腑，壅塞正氣不行，故心痛腹脹，大便不通，是爲實證。非似六淫侵入而有表裏淸濁之分。故用巴豆極熱大毒峻猛之劑，急攻其邪，佐杏仁以利肺與大腸之氣，使邪從後陰，一掃盡除，則病得愈。若緩須臾，正氣不通，營衛陰陽機息則死，是取通則不痛之義也。

巴豆（二枚，去心皮熬）　杏仁（二枚）

右二味，以綿纏槌令碎，熱湯二合，捻取白汁飲之，當下。老小強弱量之。通治飛屍鬼擊病。

按《醫方集解》中，治霍亂用陰陽水一法，有協和陰陽，使不相爭之義。又治乾霍亂用鹽湯探吐一法，蓋閉塞至極之證，除針灸之外，莫如吐法通陽最速。夫嘔，厥陰氣也，寒痛，太陽寒水氣也，否，冬象也，冬令太陽寒水，得厥陰氣至，風能上升，則一陽開泄，萬象皆有生機矣。至針法，治病最速，取禍亦不緩，當於《甲乙經》中求之，非善針者，不可令針也。

汪按：《玉龍經》乾霍亂取委中。今世俗多用熱水，急拍腿灣，紅筋高起卽刺之，出血愈。又按此證，亦有不由觸穢受寒，但因鬱怒而發者，其宜急攻下氣，與觸穢受寒同。

徵按：沙證向無方論，人多忽之。然其病起於倉卒，或不識其證，或不得其治，戕人甚速。總因其人濁陰素重，清陽不振，偶感濁陰之氣，由口鼻直行中道，邪正交爭，營衛逆亂。近世治之者，率有三法，不知起自何人？一則刮之，前按所云是也。一則焠之，以大燈草，或紙撚蘸麻油照看其頭面額角，及胸前腹上肩膊等處，凡皮膚間隱隱有紅點發出，或如蚊跡，或累累墳起，疎密不同，層次難定，一經照出，輕輕灼而焠之，爆響有聲，則病者似覺輕鬆痛減。一則刺之，其法以針按穴刺出血，凡十處，名曰放沙。此皆針灸遺意，但不見古書，故不悉載。又有試法，與以生黃豆嚼之，不腥者沙；覺有豆腥氣者非沙，與試疔同。患此者，俗忌生薑麻油之類，余歷驗多年，知其言不謬。曾見有少女服生薑而斃，有少男子服乾薑一夜而死，餘俱隨覺隨解之耳。前二方中俱有乾薑，似與俗說相悖；然乾薑與檳榔、巴豆並用，正使邪有出路，既有出路，則乾薑不爲患矣。但後之人不用此方則已，用此方而妄減其制，必反誤事，不可不知，至若羌活、麻黃，則在所大禁。余尚有二方，附記於後，以備裁採。

立生丹（治傷暑、霍亂、沙證、瘧、痢、泄瀉、心痛、胃痛、腹痛、吞吐酸水，及一切陰寒之證、結胸、小兒寒痙）

母丁香（一兩二錢） 沈香（四錢） 茅蒼术（一兩二錢） 明雄黃（一兩二錢）

右爲细末，用蟾酥八錢，銅鍋內加火酒一小杯，化開，入前藥末，丸菉豆大。每服二丸，小兒一丸，溫水送下。又下死胎如神。凡被蠍、蜂螫者，調塗立效，惟孕婦忌之。

此方妙在剛燥藥中加芳香透絡。蟾乃土之精，上應月魄，物之濁而靈者，其酥入絡，以毒攻毒，而方又有所監制，故應手取效耳。

獨勝散（治絞腸沙痛急，指甲唇俱青，危在頃刻）

馬糞（年久彌佳）

不拘分兩，瓦上焙乾爲末。老酒衝服二三錢，不知，再作服。

此方妙在以濁攻濁。馬性剛善走，在卦爲乾，糞乃濁陰所結，其象圓，其性通，故能摩蕩濁陰之邪。仍出下竅。憶昔年濟南方訒菴莅任九江，臨行，一女子忽患沙證，就地滾嚎，聲嘶欲絶。訒菴云：偶因擇日不謹，誤犯紅沙，或應此乎？余急授此方，求馬糞不得；卽用騾糞，並非陳者，亦隨手奏功。

濕溫（瘧、痢、疸、痺附）

五四　濕熱上焦未清，裏虛內陷，神識如蒙，舌滑脈緩，人參瀉心湯加白芍主之。

濕在上焦，若中陽不虛者，必始终在上焦，斷不內陷；或因中陽本虛，或因誤傷於藥，其勢必致內陷。濕之中人也，首如裹，目如蒙，熱能令人昏，故神識如蒙，此與熱邪直入包絡讝語神昏有間。裏虛故用人參護裏陽，白芍以護眞陰；濕陷於裏，故用乾薑、枳實之辛通；濕中兼熱，故用黄芩、黄連之苦降。此邪已内陷，其勢不能還表，法用通降，從裏治也。

人參瀉心湯方（苦辛寒兼甘法）

人參（二錢） 乾薑（二錢） 黄連（一錢五分） 黄芩（一錢五分） 枳實（一錢） 生白芍（二錢）

水五杯，煮取二杯，分二次服，渣再煮一杯服。

五五 濕熱受自口鼻，由募原直走中道，不飢不食，機竅不靈，三香湯主之。

此邪從上焦來，還使上焦去法也。

三香湯方（微苦微辛微寒兼芳香法）

瓜蔞皮（三錢） 桔梗（三錢） 黑山梔（二錢） 枳殼（二錢） 鬱金（二錢） 香豉（二錢） 降香末（三錢）

水五杯，煮取二杯，分二次溫服。

〔方論〕按此證由上焦而來，其機尚淺，故用蔞皮、桔梗、枳殼微苦微辛開上，山梔輕浮微苦清熱，香豉、鬱金、降香化中上之穢濁而開鬱。上條以下焦爲邪之出路，故用重；此條以上焦爲邪之出路，故用輕；以下三焦均受者，則用分消。彼此互參，可以知葉氏之因證製方，心靈手巧處矣！惜散見於案中而人多不察，茲特爲拈出，以概其餘。

分析極清。

著眼。

五六　吸受穢濕，三焦分佈，熱蒸頭脹，身痛嘔逆，小便不通，神識昏迷，舌白，渴不多飲，先宜芳香通神利竅，安宮牛黄丸；繼用淡滲分消濁濕，茯苓皮湯。

按此證表裏經絡臟腑三焦，俱爲濕熱所困，最畏內閉外脱，故急以牛黄丸宣竅清熱而護神明；但牛黄丸不能利濕分消，故繼以茯苓皮湯。

安宮牛黄丸（方法見前）

茯苓皮湯（淡滲兼微辛微涼法）

茯苓皮（五錢）　生薏仁（五錢）　豬苓（三錢）　大腹皮（三錢）　白通草（三錢）　淡竹葉（二錢）

水八杯，煮取三杯，分三次服。

五七　陽明濕溫，氣壅爲噦者，新製橘皮竹茹湯主之。

按《金匱》橘皮竹茹湯，乃胃虛受邪之治，今治濕熱壅遏胃氣致噦，不宜用參甘峻補，故改用柿蒂。按柿成於秋，得陽明燥金之主氣，且其形多方，他果未之有也，故治肺胃之病有獨勝（肺之臟象屬金，胃之氣運屬金）。柿蒂乃柿之歸束處，凡花皆散，凡子皆降，凡降先收，從生而散而收而降，皆一蒂爲之也，治逆呃之能事畢矣（再按：草木一身，蘆與蒂爲升降之門戶，載生氣上升者蘆也，受陰精歸藏者蒂也，格物者不可不於此會心焉）。

前輩有言，本草解藥性不盡。得此知察理之精，求之五色五味之外。凡辨藥須實就物理體會，方有炒悟，不可泥定本草。本論拈出處，可以隅反。

以下諸條，看其因症變法之妙，可得用古方法。

新製橘皮竹茹湯（苦辛通降法）

橘皮（三錢） 竹茹（三錢） 柿蒂（七枚） 薑汁（三茶匙，衝）

水五杯，煮取二杯，分二次溫服；不知，再作服。有痰火者，加竹瀝、瓜蔞霜。有瘀血者，加桃仁。

五八　三焦濕鬱，升降失司，脘連腹脹，大便不爽，一加減正氣散主之。

再按此條與上第五十六條同爲三焦受邪，彼以分消開竅爲急務，此以升降中焦爲定法，各因見證之不同也。

一加減正氣散方

藿香梗（二錢） 厚朴（二錢） 杏仁（二錢） 茯苓皮（二錢） 廣皮（一錢） 神曲（一錢五分） 麥芽（一錢五分） 綿茵陳（二錢） 大腹皮（一錢）

水五杯，煮二杯，再服。

〔方論〕正氣散本苦辛溫兼甘法，今加減之，乃苦辛微寒法也。去原方之紫蘇、白芷，無須發表也。去甘橘，此證以中焦爲扼要，不必提上焦也。只以藿香化濁，厚朴、廣皮、茯苓、大腹瀉濕滿，加杏仁利肺與大腸之氣，神曲、麥芽升降脾胃之氣，茵陳宣濕鬱而動生發之氣，藿香但用梗，取其走中不走外也。茯苓但用皮，以諸皮皆涼，瀉濕熱獨勝也。

五九　濕鬱三焦，脘悶，便溏，身痛，舌白，脈象模糊，二加減正氣散主之。

上條中焦病重，故以升降中焦爲要。此條脘悶便溏，中焦證也，身痛舌白，脈象模糊，則經絡證矣，故加防己急走經絡中濕鬱；以便溏不比大便不爽，故加通草、薏仁，利小便所以實大便也；大豆黄卷從濕熱蒸變而成，能化蘊釀之濕熱，而蒸變脾胃之氣也。

二加減正氣散（苦辛淡法）

藿香梗（三錢）　廣皮（二錢）　厚朴（二錢）　茯苓皮（三錢）　木防己（三錢）　大豆黄卷（二錢）　川通草（一錢五分）　薏苡仁（三錢）

水八杯，煮三杯，三次服。

六十　穢濕著裏，舌黄脘悶，氣機不宣，久則釀熱，三加減正氣散主之。

前兩法，一以升降爲主，一以急宣經隧爲主；此則以舌黄之故，預知其内已伏熱，久必化熱，而身亦熱矣，故加杏仁利肺氣，氣化則濕熱俱化，滑石辛淡而凉，清濕中之熱，合藿香所以宣氣機之不宣也。

三加減正氣散方（苦辛寒法）

藿香（三錢，連梗葉）　茯苓皮（三錢）　厚朴（二錢）　廣皮（一錢五分）　杏仁（三錢）　滑石（五錢）

水五杯，煮二杯，再服。

六一　穢濕著裏，邪阻氣分，舌白滑，脈右緩，四加減正氣散主之。

以右脈見緩之故，知氣分之濕阻，故加草果、查肉、神曲，急運坤陽，使足太陰之地氣不上蒸手太陰之天氣也。

四加減正氣散方（苦辛溫法）

藿香梗（三錢）　厚朴（二錢）　茯苓（三錢）　廣皮（一錢五分）　草果（一錢）　查肉（五錢，炒）　神曲（二錢）

水五杯，煮二杯，渣再煮一杯，三次服。

六二　穢濕著裏，脘悶便泄，五加減正氣散主之。

穢濕而致脘悶，故用正氣散之香開；便泄而知脾胃俱傷，故加大腹運脾氣，穀芽升胃氣也。以上二條，應入前寒濕類中，以同爲加減正氣散法，欲觀者知化裁古方之妙，故列於此。

五加減正氣散（苦辛溫法）

藿香梗（二錢）　廣皮（一錢五分）　茯苓塊（三錢）　厚朴（二錢）　大腹皮（一錢五分）　穀芽（一錢）　蒼朮（二錢）

水五杯，煮二杯，日再服。

按今人以藿香正氣散，統治四時感冒，試問四時止一氣行令乎？抑各司一氣，且有兼氣乎？況受病之身軀臟腑，又各有不等乎？歷觀前五法，均用正氣散，而加法各有不同，亦可知用藥非絲絲入扣，不能中病，彼作者於濕病，反覆詳盡，多前人所未及，較之溫熱，尤為枕中鴻寶也。

泛論四時不正之氣，與統治一切諸病之方，皆未望見軒岐之堂室者也，烏可云醫乎！

六三　脈緩身痛，舌淡黃而滑，渴不多飲，或竟不渴，汗出熱解，繼而復熱，內不能運水穀之濕，外復感時令之濕，發表攻裏，兩不可施，誤認傷寒，必轉壞證，徒清熱則濕不退，徒祛濕則熱愈熾，黃芩滑石湯主之。

脈緩身痛，有似中風，但不浮，舌滑不渴飲，則非中風矣。若係中風，汗出則身痛解而熱不作矣；今繼而復熱者，乃濕熱相蒸之汗，濕屬陰邪，其氣留連，不能因汗而退，故繼而復熱。內不能運水穀之濕，脾胃困於濕也；外復受時令之濕，經絡亦困於濕矣。倘以傷寒發表攻裏之法施之，發表則誅伐無過之表，陽傷而成痙；攻裏則脾胃之陽傷，而成洞泄寒中，故必轉壞證也。濕熱兩傷，不可偏治，故以黃芩、滑石、茯苓皮清濕中之熱，蔻仁、豬苓宣濕邪之正，再加腹皮、通草，共成宣氣利小便之功，氣化則濕化，小便利則火腑通而熱自清矣。

黃芩滑石湯方（苦辛寒法）

黃芩（三錢）　滑石（三錢）　茯苓皮（三錢）　大腹皮（二錢）　白蔻仁（一錢）　通草（一錢）　豬苓（三錢）

水六杯，煮取二杯，渣再煮一杯，分溫三服。

六四　陽明濕溫，嘔而不渴者，小半夏加茯苓湯主之；嘔甚而痞者，半夏瀉心湯去人參、乾薑、大棗、甘草加枳實、生薑主之。

嘔而不渴者，飲多熱少也，故主以小半夏加茯苓，逐其飲而嘔自止。嘔而兼痞，熱邪內陷，與飲相搏，有固結不通之患，故以半夏瀉心，去參、薑、甘、棗之補中，加枳實、生薑之宣胃也。

小半夏加茯苓湯

半夏（六錢）　茯苓（六錢）　生薑（四錢）

水五杯，煮取二杯，分二次服。

半夏瀉心湯去人參乾薑甘草大棗，加枳實生薑方

半夏（六錢）　黃連（二錢）　黃芩（三錢）　枳實（三錢）　生薑（三錢）

水八杯，煮取三杯，分三次服，虛者復納人參、大棗。

徵按：濕之爲病，其來也漸，其去也遲，譬若小人之易進而難退也。濕溫之痞，與濕寒異，濕寒之痞，兼有食積；濕溫之痞，熱陷邪留，故嘔而兼痞也。水氣上逆則嘔，水停膈間則痞，上乾於頭則眩，中淩於心則悸。方目本文，字字俱有斟酌，難爲粗心者道。

六五　濕聚熱蒸，蘊於經絡，寒戰熱熾，骨骱煩疼，舌色灰滯，面目痿黃，病名濕痺，宣痺湯主之。

《經》謂：風寒濕三者合而爲痺，《金匱》謂，經熱則痺。蓋《金匱》誠補《内經》之不足。痺之因於寒者固多，痺之兼乎熱者，亦復不少，合參二經原文，細驗於臨證之時，自有權衡。本論因載濕溫而類及熱痺，見濕溫門中，原有痺證，不及備載痺證之全，學者欲求全豹，當於《内經》《金匱》、喻氏、葉氏以及宋元諸名家，合而參之自得。大抵不越寒熱兩條，虛實異治。寒痺勢重而治反易，熱痺勢緩而治反難，實者單病軀殼易治，虛者兼病臟腑夾痰飲腹滿等證，則難治矣，猶之傷寒兩感也。此條以舌灰目黃，知其爲濕中生熱；寒戰熱熾，知其在經絡；骨骱疼痛，知其爲痺證。若泛用治濕之藥，而不知循經入絡，則罔效矣。故以防己急走經絡之濕，杏仁開肺氣之先，連翹清氣分之濕熱，赤豆清血分之濕熱，滑石利竅而清熱中之濕，山梔肅肺而瀉濕中之熱，薏苡淡滲而主攣痺，半夏辛平而主寒熱，蠶沙化濁道中清氣，痛甚加片子薑黃、海桐皮者，所以宣絡而止痛也。

宣痺湯方（苦辛通法）

防己（五錢）　杏仁（五錢）　滑石（五錢）　連翹（三錢）　山梔（三錢）　薏苡（五錢）　半夏（三錢，醋炒）　晚蠶沙（三錢）　赤小豆皮（三錢，赤小豆乃五穀中之赤小豆，味酸肉赤，涼水浸取皮用。非藥肆中之赤小豆，藥肆中之赤豆乃廣中野豆，赤皮蒂黑肉黃，不入藥者也）

水八杯，煮取三杯，分溫三服。痛甚加片子薑黃二錢，海桐皮三錢。

著眼。

六六　濕鬱經脈，身熱身痛，汗多自利，胸腹白疹，内外合邪，纯辛走表，纯苦清熱，皆在所忌，辛涼淡法，薏苡竹葉散主之。

上條但痺在經脈，此則臟腑亦有邪矣，故又立一法。汗多則表陽開，身痛則表邪鬱，表陽開而不解表邪，其爲風濕無疑，蓋汗之解者寒邪也，風爲陽邪，尚不能以汗解，況濕爲重濁之陰邪，故雖有汗不解也。學者於有汗不解之證，當識其非風則濕，或爲風濕相搏也。自利者小便必短，白疹者，風濕鬱於孫絡毛竅。此濕停熱鬱之證，故主以辛涼解肌表之熱，辛淡滲在裏之濕，俾表邪從氣化而散，裏邪從小便而驅，雙解表裏之妙法也，與下條互斟自明。

薏苡竹葉散方（辛涼淡法，亦輕以去實法）

薏苡（五錢）　竹葉（三錢）　飛滑石（五錢）　白蔻仁（一錢五分）　連翹（三錢）　茯苓塊（五錢）　白通草（一錢五分）

共爲细末，每服五錢，日三服。

六七　風暑寒濕，雜感混淆，氣不主宣，咳嗽頭脹，不飢舌白，肢體若廢，杏仁薏苡湯主之。

雜感混淆，病非一端，乃以氣不主宣四字爲扼要。故以宣氣之藥爲君。既兼雨濕中寒邪，自當變辛涼爲辛溫。此條應入寒濕類中，列於此者，以其爲上條之對待也。

痺證總以宣氣為主，鬱則痺，宣則通也。以此條加減及上數條參之，思過半矣。

杏仁薏苡湯（苦辛溫法）

杏仁（三錢） 薏苡（三錢） 桂枝（五分） 生薑（七分） 厚朴（一錢） 半夏（一錢五分）

防己（一錢五分） 白蒺藜（二錢）

水五杯，煮三杯，渣再煮一杯，分溫三服。

六八 暑濕痺者，加減木防己湯主之。

此治痺之祖方也。風勝則引，引者（吊痛掣痛之類，或上或下，四肢遊走作痛，《經》謂行痺是也）加桂枝、桑葉。濕勝則腫，腫者（土曰敦阜）加滑石、萆薢、蒼朮。寒勝則痛，痛者加防己、桂枝、薑黃、海桐皮。面赤口涎自出者（《靈樞》謂：胃熱則廉泉開），重加石膏、知母。絕無汗者，加羌活、蒼朮，汗多者加黃芪、炙甘草。兼痰飲者，加半夏、厚朴、廣皮。因不能備載全文，故以祖方加減如此，聊示門徑而已。

加減木防己湯（辛溫辛涼復法）

防己（六錢） 桂枝（三錢） 石膏（六錢） 杏仁（四錢） 滑石（四錢） 白通草（二錢） 薏仁（三錢）

水八杯，煮取三杯，分溫三服。見小効不即退者，加重服，日三夜一。

汪按：痺證有周、行、著之分，其原因有風、寒、濕、熱之異。奈古方多以寒濕論治，且多雜用風藥，不知濕家忌汗，聖訓昭然，寒濕固有，熱濕尤多，誤用辛溫，其害立現。再外感初傷氣分，惟貴宣通，誤認虛證，投柔膩補藥，其禍尤酷，學者细考本文，可得治熱痺之梗概矣。

六九　濕熱不解，久釀成疸，古有成法，不及備載，聊列數則，以備規矩（下瘧、痢等證倣此）。

本論之作，原補前人之未備，已有成法可循者，安能盡錄。因横列四時雜感，不能不列濕溫，連類而及，又不能不列黄疸、瘧、痢，不過畧標法則而已。按濕溫門中，其證最多，其方最夥；蓋土居中位，穢濁所歸，四方皆至，悉可兼證，故錯綜參伍，無窮極也。卽以黄疸一證而言，《金匱》有辨證三十五條，出治一十二方，先審黄之必發不發，在於小便之利與不利；疸之易治難治，在於口之渴與不渴；再察瘀熱入胃之因，或因外併，或因內發，或因食穀，或因酣酒，或因勞色，有隨經畜血，入水黄汗；上盛者一身盡熱，下欝者小便爲難；又有表虚裏虚，熱除作噦，火劫致黄。知病有不一之因，故治有不紊之法：於是脈弦脇痛，少陽未罷，仍主以和；渴飲水漿，陽明化燥，急當瀉熱；濕在上，以辛散，以風勝，濕在下，以苦泄，以淡滲；如狂畜血，勢所必攻；汗後溺白，自宜投補；酒客多蘊熱，先用清中，加之分利，後必顧其脾陽；女勞有穢濁，始以解毒，繼以滑竅，终當峻補眞陰；表虚者實衛，裏虚者建中；入水火劫，以及治逆變證，各立方論，以爲後學津梁。至寒濕在裏之治，陽明篇中，惟見一則，不出方論，指人以寒濕中求之。蓋脾本畏木而喜風燥，制水而惡寒濕。今陰黄一證，寒濕相搏，譬如卑監之土，須暴風日之陽，纯陰之病，療以辛熱無疑，方雖不出，法已顯然。奈丹溪云：不必分五疸，總是如盦醬相似。以爲得治黄之扼要，殊不知以之治陽黄，猶嫌其混，以之治陰黄，惡乎可哉！

喻嘉言於陰黄一證，竟謂仲景方論亡失，恍若無所循從。惟羅謙甫具有卓識，力辨陰陽，遵仲景寒濕之旨，出茵陳四逆湯之治。瑭於陰黄一證，究心有年，悉用羅氏法而化裁之，無不應手取効。間有始即寒濕，從太陽寒水之化，繼因其人陽氣尚未十分衰敗，得燥熱藥數帖，陽明轉燥金之化而爲陽證者，即從陽黄例治之。

七十　夏秋疸病，濕熱氣蒸，外乾時令，内蘊水穀，必以宣通氣分爲要，失治則爲腫脹。由黄疸而腫脹者，苦辛淡法，二金湯主之。

此揭疸病之由，與治疸之法，失治之變，又因變製方之法也。

二金湯方（苦辛淡法）

雞内金（五錢）　海金沙（五錢）　厚朴（三錢）　大腹皮（三錢）　豬苓（三錢）　白通草（二錢）

水八杯，煮取三杯，分三次溫服。

七一　諸黄疸小便短者，茵陳五苓散主之。

沈氏目南云：此黄疸氣分實證，通治之方也。胃爲水穀之海，營衛之源，風入胃家氣分，風濕相蒸，是爲陽黄；濕熱流於膀胱，氣鬱不化，則小便不利，當用五苓散宣通表裏之邪，茵陳開鬱而清濕熱。

茵陳五苓散（五苓散方見前。五苓散係苦辛溫法，今茵陳倍五苓，乃苦辛微寒法）

金針盡度，經所謂治節出焉也。

茵陳末（十分）　五苓散（五分）

共爲細末，和勻，每服三錢，日三服。

《金匱》方不及備載，當於本書研究，獨採此方者，以其爲實證通治之方，備外風內濕一則也。

七二　黃疸脈沉，中痞惡心，便結溺赤，病屬三焦裏證，杏仁石膏湯主之。

前條兩解表裏，此條統治三焦，有一縱一橫之義。杏仁、石膏開上焦，薑、半開中焦，枳實則由中驅下矣，山梔通行三焦，黃柏直清下焦。凡通宣三焦之方，皆扼重上焦，以上焦爲病之始入，且爲氣化之先，雖統宣三焦之方，而湯則名杏仁石膏也。

杏仁石膏湯方（苦辛寒法）

杏仁（五錢）　石膏（八錢）　半夏（五錢）　山梔（三錢）　黃柏（三錢）　枳實汁（每次三茶匙，衝）　薑汁（每次三茶匙，衝）

水八杯，煮取三杯，分三次溫服。

七三　素積勞倦，再感濕溫，誤用發表，身面俱黃，不饑溺赤，連翹赤豆飲煎送保和丸。

前第七十條，由黃而變他病，此則由他病而變黃，亦遙相對待。證係兩感，故方用連翹赤豆飲以解其外，保和丸以和其中，俾濕溫、勞倦、治逆，一齊解散矣。保和丸苦溫而運脾陽，行在裏之濕；陳皮、連翹由中達外，其行濕固然矣。兼治勞倦者何？《經》云：勞者溫之。蓋人身之動作云爲，皆賴陽氣爲之主張，積勞傷陽。勞倦者，困勞而倦也，倦者，四肢倦怠也，脾主四肢，脾陽傷，則四肢倦而無力也。再肺屬金而主氣，氣者陽也；脾屬土而生金，陽氣雖分內外，其實特一氣之轉輸耳。勞雖自外而來，外陽既傷，則中陽不能獨運，中陽不運，是人之賴食濕以生者，反爲食濕所困，脾卽困於食濕，安能不失牝馬之貞，而上承乾健乎！古人善治勞者，前則有仲景，後則有東垣，皆從此處得手。奈之何後世醫者，但云勞病，輒用補陰，非惑於丹溪一家之說哉！

本論原爲外感而設，並不及內傷，茲特因兩感而畧言之。

連翹赤豆飲方（苦辛微寒法）

連翹（二錢）　山梔（一錢）　通草（一錢）　赤豆（二錢）　花粉（一錢）　香豆豉（一錢）

煎送保和丸三錢。

保和丸方（苦辛溫平法）

山查　神曲　茯苓　陳皮　蔔子　連翹　半夏

七四　濕甚爲熱，瘧邪痞結心下，舌白口渴，煩躁自利，初身痛，繼則心下亦痛，瀉心湯主之。

此瘧邪結心下氣分之方也。

瀉心湯（方法見前）

今曾人感寒用蒜醋發汗，卽此義。

七五　瘡家濕瘧，忌用發散，蒼术白虎湯加草果主之。

《金匱》謂瘡家忌汗，發汗則病痓。蓋以瘡者血脈間病，心主血脈，血脈必虛而熱，然後成瘡；既成瘡以後，瘡膿又係血液所化，汗爲心液，由血脈而達毛竅，再發汗以傷其心液，不痓何待！故以白虎辛凉重劑，清陽明之熱濕，由肺衛而出；加蒼术、草果，溫散脾中重滯之寒濕，亦由肺衛而出。陽明陽土，清以石膏、知母之辛凉；太陰陰土，溫以蒼术、草果之苦溫；適合其臟腑之宜，矯其一偏之性而已。

蒼术白虎湯加草果方（辛凉復苦溫法）

卽前白虎湯內加蒼术、草果。

七六　背寒，胸中痞結，瘧來日晏，邪漸入陰，草果知母湯主之。

此素積煩勞，未病先虛，故伏邪不肯解散，正陽餒弱，邪熱固結。是以草果溫太陰獨勝之寒，知母瀉陽明獨勝之熱，厚朴佐草果瀉中焦之濕蘊，合薑、半而開痞結，花粉佐知母而生津退熱；脾胃兼病，最畏木克，烏梅、黃芩清熱而和肝；瘧來日晏，邪欲入陰，其所以升之使出者，全賴草果（俗以烏梅、五味等酸斂，是知其一，莫知其他也。酸味秉厥之氣，居五味之首，與辛味合用，開發陽氣最速，觀小青龍湯自知）。

草果知母湯方（苦辛寒兼酸法）

舉一反三，全書皆當以此觀之。

草果（一錢五分） 知母（二錢） 半夏（三錢） 厚朴（二錢） 黄芩（一錢五分） 烏梅（一錢五分） 花粉（一錢五分） 薑汁（五匙，衝）

水五杯，煮取二杯，分二次溫服。

按此方即吴又可之達原飲去檳榔，加半夏、烏梅、薑汁。治中焦熱結陽陷之證，最爲合拍；吴氏乃以治不兼濕邪之溫疫初起，其謬甚矣。

再按前賢製方，與集書者選方，不過示學者知法度，爲學者立模範而已，未能預測後來之病證，其變幻若何？其兼證若何？其年歲又若何？所謂大匠誨人，能與人規矩，不能使人巧；至於奇巧絶倫之處，不能傳，亦不可傳，可遇而不可求，可暫而不可常者也。學者當心領神會，先務識其所以然之故，而後增減古方之藥品分量，宜重宜輕，宜多宜寡，自有準的，所謂神而明之，存乎其人！

七七　瘧傷胃陽，氣逆不降，熱劫胃液，不飢不飽，不食不便，渴不欲飲，味變酸濁，加減人參瀉心湯主之。

此雖陽氣受傷，陰汁被劫，恰偏於陽傷爲多。故救陽立胃基之藥四，存陰瀉邪熱之藥二，喻氏所謂變胃而不受胃變之法也。

加減人參瀉心湯（苦辛溫復鹹寒法）

人參（二錢） 黄連（一錢五分） 枳實（一錢） 乾薑（一錢五分） 生薑（二錢） 牡蠣（二錢）

水五杯，煮取二杯，分二次溫服。

按大辛大溫與大苦大寒合方，乃厥陰經之定例。蓋別臟之與腑，皆分而爲二，或上下，或左右，不過經絡貫通，臆膜相連耳；惟肝之與膽，合而爲一，膽即居於肝之內，肝動則膽亦動，膽動而肝即隨。肝宜溫，膽宜涼，仲景烏梅圓、瀉心湯，立萬世法程矣；於小柴胡，先露其端。此證瘧邪擾胃，致令胃氣上逆，而亦用此辛溫寒苦合法者何？蓋胃之爲腑，體陽而用陰，本係下降，無上升之理；其嘔吐噦痞，有時上逆，升者胃氣，所以使胃氣上升者，非胃氣也，肝與膽也，故古人以嘔爲肝病，今人則以爲胃病已耳。

汪按：古人云肝爲剛臟，能受柔藥；胃爲柔臟，能受剛藥。故胃陽傷者可與剛中之柔，不可與柔中之剛。又云：治肝不效，每以胃藥收功。蓋土衰木必乘之，扶陽明，所以制厥陰也。再考厥陰爲陰陽交際之處，貞下起元，內藏相火，故用寒必復熱，用熱必復寒，仲景茱萸四逆、當歸四逆，不用纯陽；烏梅、瀉心，陰陽並用，爲此也。（先賢於內傷腎肝陰中之陽者，用羊肉、鹿茸等血肉之品，不用薑附；及溫腎必助涼肝，皆此義。）至胃爲中土，傷陽則爲卑監，當用剛遠柔；傷陰則爲燥亢，當用柔遠剛；陽衰者少佐宣暢，權衡在手，斯臨證無差矣。

七八　瘧傷胃陰，不飢不飽，不便，潮熱，得食則煩熱愈加，津液不復者，麥冬麻仁湯主之。

暑濕傷氣，瘧邪傷陰，故見證如是。此條與上條不飢不飽不便相同。上條以氣逆味酸不食辨陽傷，此條以潮熱得食則煩熱愈加定陰傷也。陰傷既定，復胃陰者莫若甘寒，復酸味者，酸甘化陰也。兩條胃病，皆有不便者何？九竅不和，皆屬胃病也。

麥冬麻仁湯方（酸甘化陰法）

麥冬（五錢，連心）　火麻仁（四錢）　生白芍（四錢）　何首烏（三錢）　烏梅肉（二錢）　知母（二錢）

水八杯，煮取三杯，分三次溫服。

七九　太陰脾瘧，寒起四末，不渴多嘔，熱聚心胸，黄連白芍湯主之；煩躁甚者，可另服牛黄丸一丸。

脾主四肢，寒起四末而不渴，故知其爲脾瘧也。熱聚心胸而多嘔，中土病而肝木來乘，故方以兩和肝胃爲主。

此偏於熱甚，故清熱之品重，而以芍藥收脾陰也。

黄連白芍湯方（苦辛寒法）

黄連（二錢）　黄芩（二錢）　半夏（三錢）　枳實（一錢五分）　白芍（三錢）　薑汁（五匙，衝）

水八杯，煮取三杯，分三次，溫服。

八十　太陰脾瘧，脈濡寒熱，瘧來日遲，腹微滿，四肢不暖，露薑飲主之。

此偏於太陰虚寒，故以甘溫補正。其退邪之妙，全在用露，清肅能清邪熱，甘潤不傷正陰，又得氣化之妙諦。

露薑飲方（甘溫復甘涼法）

人參（一錢） 生薑（一錢）

水兩杯半，煮成一杯，露一宿，重湯溫服。

八一 太陰脾瘧，脈弦而緩，寒戰，甚則嘔吐噫氣，腹鳴溏泄，苦辛寒法，不中與也；苦辛溫法，加味露薑飲主之。

上條纯是太陰虛寒，此條邪氣更甚，脈兼弦則土中有木矣，故加溫燥泄木退邪。

加味露薑飲方（苦辛溫法）

人參（一錢） 半夏（二錢） 草果（一錢） 生薑（二錢） 廣皮（一錢） 青皮（一錢，醋炒）

水二杯半，煮成一杯，滴荷葉露三匙，溫服，渣再煮一杯服。

八二 中焦瘧，寒熱久不止，氣虛留邪，補中益氣湯主之。

留邪以氣虛之故，自以升陽益氣立法。

補中益氣湯方

炙黃芪（一錢五分） 人參（一錢） 炙甘草（一錢） 白术（一錢，炒） 廣皮（五分） 當歸（五分） 升麻（三分，炙） 柴胡（三分，炙）

生薑（三片） 大棗（二枚，去核）

水五杯，煮取二杯，渣再煮一杯，分溫三服。

八三　脈左弦，暮熱早涼，汗解渴飲，少陽瘧偏於熱重者，青蒿鱉甲湯主之。

少陽切近三陰，立法以一面領邪外出，一面防邪內入爲要領。小柴胡湯以柴胡領邪，以人參、大棗、甘草護正；以柴胡清表熱，以黄芩、甘草苦甘清裏熱；半夏、生薑兩和肝胃，蠲內飲，宣胃陽，降胃陰，疎肝；用生薑、大棗調和營衛。使表者不爭，裏者內安，清者清，補者補，升者升，降者降，平者平，故曰和也。青蒿鱉甲湯，用小柴胡法而小變之，却不用小柴胡之藥者，小柴胡原爲傷寒立方，瘧緣於暑濕，其受邪之源，本自不同，故必變通其藥味，以同在少陽一經，故不能離其法。青蒿鱉甲湯以青蒿領邪，青蒿較柴胡力軟，且芳香逐穢，開絡之功，則較柴胡有獨勝。寒邪傷陽，柴胡湯中之人參、甘草、生薑，皆護陽者也；暑熱傷陰，故改用鱉甲護陰，鱉甲乃蠕動之物，且能入陰絡搜邪。柴胡湯以脇痛、乾嘔爲飲邪所致，故以薑、半通陽降陰而清飲邪；青蒿鱉甲湯以邪熱傷陰，則用知母、花粉以清熱邪而止渴，丹皮清少陽血分，桑葉清少陽絡中氣分。宗古法而變古方者，以邪之偏寒偏熱不同也，此葉氏之讀古書，善用古方，豈他人之死於句下者，所可同日語哉！

八四　少陽瘧如傷寒證者，小柴胡湯主之。渴甚者去半夏，加瓜蔞根；脈弦遲者，小柴胡加乾薑陳皮湯主之。

瘧證數條，皆於偏於寒熱陰陽處著眼。

少陽瘧如傷寒少陽證，乃偏於寒重而熱輕，故仍從小柴胡法。若內躁渴甚，則去半夏之燥，加瓜蔞根生津止渴。脈弦遲則寒更重矣，《金匱》謂脈弦遲者，當溫之，故於小柴胡湯內，加乾薑、陳皮溫中，且能由中達外，使中陽得伸，逐邪外出也。

青蒿鱉甲湯方（苦辛鹹寒法）

青蒿（三錢）　知母（二錢）　桑葉（二錢）　鱉甲（五錢）　丹皮（二錢）　花粉（二錢）

水五杯，煮取二杯。瘧來前，分二次溫服。

小柴胡湯方（苦辛甘溫法）

柴胡（三錢）　黃芩（一錢五分）　半夏（二錢）　人參（一錢）　炙甘草（一錢五分）　生薑（三片）　大棗（二枚，去核）

水五杯，煮取二杯，分二次，溫服。加減如傷寒論中法。渴甚者去半夏，加瓜蔞根三錢。

小柴胡加乾薑陳皮湯方（苦辛溫法）

即於小柴胡湯內，加乾薑二錢，陳皮二錢。

水八杯，煮取三杯，分三次，溫服。

八五　舌白脘悶，寒起四末，渴喜熱飲，濕蘊之故，名曰濕瘧，厚朴草果湯主之。

此熱少濕多之證。舌白脘悶，皆濕爲之也；寒起四末，濕鬱脾陽，脾主四肢，故寒起於此；渴，熱也，當喜涼飲，而反喜熱飲者，濕爲陰邪，彌漫於中，喜熱以開之也。故方法以苦辛通降，纯用溫開，而不必苦寒也。

厚朴草果湯方（苦辛溫法）

厚朴（一錢五分） 杏仁（一錢五分） 草果（一錢） 半夏（二錢） 茯苓塊（三錢） 廣皮（一錢）

水五杯，煮取二杯，分二次，溫服。

按中焦之瘧，脾胃正當其衝。偏於熱者胃受之，法則偏於救胃；偏於濕者脾受之，法則偏於救脾。胃，陽腑也，救胃必用甘寒苦寒；脾，陰臟也，救脾必用甘溫苦辛。兩平者，兩救之。本論列瘧證，寥寥數則，略備大綱，不能偏載。然於此數條反復對勘，彼此互印，再從上焦篇究來路，下焦篇閱歸路，其規矩準繩，亦可知其大略矣。

八六　濕溫內蘊，夾雜飲食停滯，氣不得運，血不得行，遂成滯下，俗名痢疾，古稱重證，以其深入臟腑也。初起腹痛脹者易治；日久不痛並不脹者難治。脈小弱者易治；脈實大數者難治。老年久衰，實大小弱並難治；脈調和者易治。日數十行者易治；一二行或有或無者難治。面色便色鮮明者易治；穢暗者難治。噤口痢屬實者尚可治；屬虛者難治。先滯（俗所謂痢疾）後利（俗謂之泄瀉）者易治；先利後滯者難治。先滯後瘧者易治；先瘧後滯者難治。本年新受者易治；上年伏暑，酒客積熱，老年陽虛積濕者難治。季脇少腹無動氣疝瘕者易治；有者難治。

扼要。

此痢疾之大綱。雖羅列難治易治十數條，總不出邪機向外者易治，深入臟絡者難治也。諺云：餓不死的傷寒，脹不死的痢疾。時人解云：凡病傷寒者，當禁其食，令病者餓，則不至與外邪相搏而死也。痢疾日下數十行，下者既多，腸胃空虛，必令病者多食，則不至腸胃盡空而死也。不知此二語，乃古之賢醫金針度人處，後人不審病情，不識句讀，以致妄解耳。按《內經》熱病禁食，在少愈之際，不在受病之初。仲景《傷寒論》中，現有食粥卻病之條，但不可食重濁肥膩耳。痢疾暑濕夾飲食內傷，邪非一端，腸胃均受其殃；古人每云淡薄滋味，如何可以恣食，與邪氣團成一片，病久不解耶！吾見痢疾不戒口腹而死者，不可勝數。蓋此二語，餓字脹字，皆自爲一句，謂患傷寒之人，尚知餓而思食，是不死之證；其死者，醫殺之也。蓋傷寒暴發之病，自外而來，若傷衛而未及於營，病人知餓，病機尚淺，醫者助胃氣，捍外侮，則愈，故云不死，若不餓則重矣。仲景謂『風病能食，寒病不能食』是也。痢疾久伏之邪，由內下注，若臟氣有餘，不肯容留邪氣，彼此互爭則脹，邪機向外，醫者順水推舟則愈，故云不死。若臟氣已虛，純逐邪氣，則不脹而寇深矣。

汪按：瘧、痢二證，若不能薄味，藥雖對證亦不能效，其愈後堅壁清野之法，與傷寒溫病相同。但瘧疾至正氣大衰之時，胃虛不能勝邪，俗人仍令禁食，亦大謬也。丹溪《格致餘論》俗言無飽死痢一條，可參看。

八七　自利不爽，欲作滯下，腹中拘急，小便短者，四苓合芩芍湯主之。

既自利（俗謂泄瀉）矣，理當快利，而又不爽者何？蓋濕中藏熱，氣爲濕熱鬱傷，而不得暢，遂其本性，故滯。

臟腑之中，全賴此一氣之轉輸，氣既滯矣，焉有不欲作滯下之理乎！曰欲作，作而未遂也；拘急，不爽之象，積滯之情狀也；小便短者，濕注大腸，闌門（小腸之末，大腸之始）不分水，膀胱不滲濕也。故以四苓散分闌門，通膀胱，開支河，使邪不直注大腸；合芩芍法宣氣分，清積滯，預奪其滯下之路也。此乃初起之方，久痢陰傷，不可分利，故方後云：久利不在用之。

按浙人倪涵初，作瘧痢三方，於痢疾條下，先立禁汗、禁分利、禁大下、禁溫補之法，是誠見世之妄醫者，誤汗、誤下、誤分利、誤溫補，以致沉疴不起，痛心疾首而有是作也。然一概禁之，未免因噎廢食；且其三方，亦何能包括痢門諸證，是安於小成而不深究大體也。瑭勤求古訓，靜與心謀，以爲可汗則汗，可下則下，可清則清，可補則補，一視其證之所現，而不可先有成見也。至於誤之一字，醫者時刻留心，猶恐思慮不及，學術不到，豈可謬於見聞而不加察哉！

四苓合芩芍湯方（苦辛寒法）

蒼术（二錢） 豬苓（二錢） 茯苓（二錢） 澤瀉（二錢） 白芍（二錢） 黄芩（二錢） 廣皮（一錢五分） 厚朴（二錢） 木香（一錢）

水五杯，煮取二杯，分二次溫服，久痢不在用之。

八八　暑濕風寒雜感，寒熱迭作，表證正盛，裏證復急，腹不和而滯下者，活人敗毒散主之。

此證乃內傷水穀之釀濕，外受時令之風濕，中氣本自不足之人，又氣爲濕傷，內外俱急。立方之法，以每服二錢，是每味僅二分耳，陷者舉之即止，並非犯下利不可發汗之大戒也。後人每味輒用錢許，並去人參，何其謬哉！

人參爲君，坐鎮中州，爲督戰之帥；以二活、二胡合芎藭從半表半裏之際，領邪外出，喻氏所謂逆流挽舟者此也；以枳殼宣中焦之氣，茯苓滲中焦之濕，以桔梗開肺與大腸之痺，甘草和合諸藥，乃陷者舉之之法，不治痢而治致痢之源，痢之初起，增寒壯熱者，非此不可也。若云統治傷寒溫疫瘴氣則不可，凡病各有所因，豈一方之所得而統之也哉！此方在風濕門中，用處甚多，若濕不兼風而兼熱者，即不合拍，奚況溫熱門乎！世醫用此方治溫病，已非一日，吾只見其害，未見其利也。

活人敗毒散（辛甘溫法）

羌活　獨活　茯苓　川芎　枳殼　柴胡　人參　前胡　桔梗（以上各一兩）　甘草（五錢）

共爲細末，每服二錢，水一杯，生薑三片，煎至七分，頓服之。熱毒衝胃禁口者，本方加陳倉米各等分，名倉廩散，服法如前，加一倍，噤口屬虛者勿用之。

汪按：噤口有虛實之分，此方虛者固不可用。即實證亦惟表證重者當用，若中焦濕熱壅滯，當用丹溪人參、黃連法；虛者當於理中等法求之。

八九　滯下已成，腹脹痛，加減苓芍湯主之。

此滯下初成之實證，一以疏利腸間濕熱爲主。

加減苓芍湯方（苦辛寒法）

白芍（三錢） 黃芩（二錢） 黃連（一錢五分） 厚朴（二錢） 木香（一錢，煨） 廣皮（二錢）

水八杯，煮取三杯，分三次溫服。忌油膩生冷。

〔加減法〕肛墜者，加檳榔二錢。腹痛甚欲便，便後痛減，再痛再便者，白滯加附子一錢五分，酒炒大黃三錢；紅滯加肉桂一錢五分，酒炒大黃三錢，通爽後即止，不可頻下。如積未淨，當減其製，紅積加歸尾一錢五分，紅花一錢，桃仁二錢。舌濁脈實有食積者，加查肉一錢五分，神曲二錢，枳殼一錢五分。濕重者，目黃舌白不渴，加茵陳三錢，白通草一錢，滑石一錢。

九十　滯下濕熱內蘊，中焦痞結，神識昏亂，瀉心湯主之。

滯下由於濕熱內蘊，以致中痞，但以瀉心治痞結之所由來，而滯自止矣。

瀉心湯（方法並見前）

九一　滯下紅白，舌色灰黃，渴不多飲，小溲不利，滑石藿香湯主之。

此暑濕內伏，三焦氣機阻窒，故不肯見積治積，乃以辛淡滲濕宣氣，芳香利竅，治所以致積之因，庶積滯不期愈而自愈矣。

滑石藿香湯方（辛淡合芳香法）

飛滑石（三錢） 白通草（一錢） 豬苓（二錢） 茯苓皮（三錢） 藿香梗（二錢） 厚朴（二錢） 白蔻仁（一錢） 廣皮（一錢）

水五杯，煮取二杯，分二次服。

九二　濕溫下利，脫肛，五苓散加寒水石主之。

此急開支河，俾濕去而利自止。

五苓散加寒水石方（辛溫淡復寒法）

卽於五苓散內加寒水石三錢，如服五苓散法，久痢不在用之。

九三　久痢陽明不闔，人參石脂湯主之。

九竅不和，皆屬胃病，久痢胃虛，虛則寒，胃氣下溜，故以堵截陽明爲法。

人參石脂湯方（辛甘溫合濇法，卽桃花湯之變法也）

人參（三錢） 赤石脂（三錢，細末） 炮薑（二錢） 白粳米（一合，炒）

水五杯，先煮人參、白米、炮薑令濃，得二杯，後調石脂細末和勻，分二次服。

九四　自利腹滿，小便淸長，脈濡而小，病在太陰，法當溫臟，勿事通腑，加減附子理中湯主之。

此偏於濕，合臟陰無熱之證，故以附子理中湯，去甘守之人參、甘草，加通運之茯苓、厚朴。

加減附子理中湯方（苦辛溫法）

白朮（三錢）　附子（二錢）　乾薑（二錢）　茯苓（三錢）　厚朴（二錢）

水五杯，煮取二杯，分二次溫服。

汪按：理中不獨濕困太陰宜用，每見夏日傷冷水瓜果，立時發痢者，止有寒濕，並無熱證，小兒尤多此證，小便亦或短赤，不可拘泥，宜用理中，甚則加附子。瓜果積加丁香、草果；下利滯澀者，加當歸；其有誤用尅伐者，則人參又當倍用矣；上焦有暑濕或嘔者，反佐薑、連少許。

九五　自利不渴者屬太陰，甚則噦（俗名呃忒），衝氣逆，急救土敗，附子粳米湯主之。

此條較上條更危，上條陰濕與臟陰相合，而臟之眞陽未敗，此則臟陽結而邪陰與臟陰毫無忌憚，故上條猶係通補，此則纯用守補矣。扶陽抑陰之大法如此。

附子粳米湯方（苦辛熱法）

人參（三錢）　附子（二錢）　炙甘草（二錢）　粳米（一合）　乾薑（二錢）

水五杯，煮取二杯，渣再煮一杯，分三次溫服。

以上數條，俱於虛實淺深字著眼。

九六　瘧邪熱氣，內陷變痢，久延時日，脾胃氣衰，面浮腹膨，裏急肛墜，中虛伏邪，加減小柴胡湯主之。

瘧邪在經者多，較之痢邪在臟腑者淺，痢則深於瘧矣。內陷云者，由淺入深也。治之之法，不出喻氏逆流挽舟之議，蓋陷而入者，仍提而使之出也。故以柴胡由下而上，入深出淺，合黃芩兩和陰陽之邪，以人參合穀芽宣補胃陽，丹皮、歸、芍內護三陰，穀芽推氣分之滯，山查推血分之滯。穀芽升氣分，故推穀滯，山查降血分，故推肉滯也。

加減小柴胡湯（苦辛溫法）

柴胡（三錢）　黃芩（二錢）　人參（一錢）　丹皮（一錢）　白芍（二錢，炒）　當歸（一錢五分，土炒）　穀芽（一錢五分）　山查（一錢五分，炒）

水八杯，煮取三杯，分三次溫服。

九七　春溫內陷下痢，最易厥脫，加減黃連阿膠湯主之。

春溫內陷，其爲熱多濕少明矣。熱必傷陰，故立法以救陰爲主。救陰之法，豈能出育陰、堅陰兩法外哉！此黃連之堅陰，阿膠之育陰，所以合而名湯也。從黃連者黃芩，從阿膠者生地、白芍也，炙草則統甘苦而並和之。此下三條，應列下焦，以與諸內陷並觀，故列於此。

加減黃連阿膠湯（甘寒苦寒合化陰氣法）

黃連（三錢） 阿膠（三錢） 黃芩（二錢） 炒生地（四錢） 生白芍（五錢） 炙甘草（一錢五分）

水八杯，煮取三杯，分三次溫服。

九八 氣虛下陷，門戶不藏，加減補中益氣湯主之。

此邪少虛多，偏於氣分之證，故以升補爲主。

加減補中益氣湯（甘溫法）

人參（二錢） 黃芪（二錢） 廣皮（一錢） 炙甘草（一錢） 歸身（二錢） 炒白芍（三錢） 防風（五分） 升麻（三分）

水八杯，煮取三杯，分三次溫服。

九九 內虛下陷，熱利下重，腹痛，脈左小右大，加味白頭翁湯主之。

此內虛濕熱下陷，將成滯下之方。仲景厥陰篇，謂熱利下重者，白頭翁湯主之。按熱注下焦，設不差，必圊膿血；脈右大者，邪從上中而來；左小者，下焦受邪，堅結不散之象。故以白頭翁無風而搖者，禀甲乙之氣，透發下陷之邪，使之上出；又能有風而靜，禀庚辛之氣，清能除熱，燥能除濕，濕熱之積滯去而腹痛自止。秦皮得水木相生之氣，色碧而氣味苦寒，所以能清肝熱。黃連得少陰水精，能清腸澼之熱，黃柏得水土之精，滲濕而清熱。加黄芩、白芍者，内陷之證，由上而中而下，且右手脈大，上中尚有餘邪，故以黄芩清腸胃之熱，兼清肌表之熱；黄連、黄柏但走中下，黄芩則走中上，蓋黄芩手足陽明、手太陰藥也；白芍去惡血，生新血，且能調血中之氣也。按仲景太陽篇，有表證未罷，誤下而成協熱下利之證，心下痞硬之寒證，則用桂枝人參湯；脈促之熱證，則用葛根黄連黄芩湯，與此不同。

加味白頭翁湯（苦寒法）

白頭翁（三錢） 秦皮（二錢） 黄連（二錢） 黄柏（二錢） 白芍（二錢） 黄芩（三錢）

水八杯，煮取三杯，分三次服。

汪按：治痢之法，非通則澀，扼要在有邪無邪，陰陽氣血淺深，久暫虚實之間，稍誤則危，不可不慎也。

又痢俱兼濕，例禁柔膩（溫邪下痢者非），其有久痢陰虚，當攝納陰液；或陰中陽虚，應用理陰煎等法者，屬下焦。

徵按：滯下自利諸條，俱係下焦篇證，似不應列入中焦。要知致病之由，則自中焦而起，所以《金匱》方中只有黄芩湯，以治太陽少陽兩經合病之下利，遂開萬世治利之門，《經》云治病必求其本，此之謂也。

秋燥

一百　燥傷胃陰，五汁飲主之，玉竹麥門冬湯亦主之。

五汁飲（方法並見前）

玉竹麥門冬湯（甘寒法）

玉竹（三錢）　麥冬（三錢）　沙參（二錢）　生甘草（一錢）

水五杯，煮取二杯，分二次服。土虛者，加生扁豆。氣虛者，加人參。

一百一　胃液乾燥，外感已淨者，牛乳飲主之。

此以津血填津血法也。

牛乳飲（甘寒法）

牛乳（一杯）

重湯燉熟，頓服之，甚者日再服。

一百二　燥證氣血兩燔者，玉女煎主之。

玉女煎方（見上焦篇）

汪按：燥證路徑無多，故方法甚簡。始用辛涼，繼用甘涼，與溫熱相似。但溫熱傳至中焦，間有當用寒苦者；燥證則惟喜柔潤，最忌苦燥，斷無用之之理矣。其有濕未退而燥已起，及上燥下濕、下燥上濕者，俱見濕門。

卷三

問心堂溫病條辨下焦篇

汪瑟菴先生參訂　吳瑭鞠通氏著
徵以園先生同參　受業姪嘉會校字
朱武曹先生點評　男廷蓮同校

風溫　溫熱　溫疫　溫毒　冬溫

一　風溫、溫熱、溫疫、溫毒、冬溫，邪在陽明久羈，或已下，或未下，身熱面赤，口乾舌燥，甚則齒黑唇裂，脈沉實者，仍可下之；脈虛大，手足心熱甚於手足背者，加減復脈湯主之。

溫邪久羈中焦，陽明陽土，未有不克少陰癸水者，或已下而陰傷，或未下而陰竭。若實證居多，正氣未至潰敗，脈來沉實有力，尚可假手於一下，即《傷寒論》中急下以存津液之謂。若中無結糞，邪熱少而虛熱多，其人脈必虛，手足心主裏，其熱必甚於手足背之主表也。若再下其熱，是竭其津而速之死也。故以復脈湯復其津液，陰復則陽留，庶可不至於死也。去參、桂、薑、棗之補陽，加白芍收三陰之陰，故云加減復脈湯。在仲景當日，治傷於寒者之結代，自有取於參、桂、薑、棗，復脈中之陽；今治傷於溫者之陽亢陰竭，不得再補其陽也。用古法而不拘用古方，醫者之化裁也。

二　溫病誤表，津液被劫，心中震震，舌強神昏，宜復脈法復其津液，舌上津回則生；汗自出，中無所主者，救逆湯主之。

誤表動陽，心氣傷則心震，心液傷則舌蹇，故宜復脈其津液也。若傷之太甚，陰陽有脫離之象，復脈亦不勝任，則非救逆不可。

三　溫病耳聾，病系少陰，與柴胡湯者必死，六七日以後，宜復脈輩復其精。

溫病無三陽經證，卻有陽明腑證（中焦篇已申明腑證之由矣）。三陰臟證。蓋臟者藏也，藏精者也。溫病最善傷精，三陰實當其衝。如陽明結則脾陰傷而不行，脾胃臟腑切近相連，夫累及妻，理固然也，有急下以存津液一法。土實則水虛，浸假而累及少陰矣，耳聾不臥等證是也。水虛則木強，浸假而累及厥陰矣，目閉痙厥等證是也。此由上及下，由陽入陰之道路，學者不可不知。按溫病耳聾，《靈》《素》稱其必死，豈少陽耳聾竟至於死耶？《經》謂腎開竅於耳，脫精者耳聾，蓋初則陽火上閉，陰精不得上承，清竅不通，繼則陽亢陰竭，若再以小柴胡湯直升少陽，其勢必至下竭上厥，不死何待！何時醫悉以陶氏六書，統治四時一切病證，而不究心於《靈》《素》《難經》也哉！瑭於溫病六七日以外，壯火少減，陰火內熾耳聾者，悉以復陰得效。曰宜復脈輩者，不過立法如此，臨時對證，加減盡善，是所望於當其任者。

四　勞倦內傷，復感溫病，六七日以外不解者，宜復脈法。

此兩感治法也。甘能益氣，凡甘皆補，故宜復脈。服二三帖後，身不熱而倦甚，仍加人參。

五　溫病已汗而不得汗，已下而熱不退，六七日以外，脈尚躁盛者，重與復脈湯。

已與發汗而不得汗，已與通裏而熱不除，其爲汗下不當可知。脈尚躁盛，邪固不爲藥衰，正氣亦尚能與邪氣分爭，故須重與復脈，扶正以敵邪，正勝則生矣。

六　溫病誤用升散，脈結代，甚則脈兩至者，重與復脈，雖有他證，後治之。

此留人治病法也。卽仲景裏急，急當救裏之義。

七　汗下後，口燥咽乾，神倦欲眠，舌赤苔老，與復脈湯。

在中焦下後與益胃湯，復胃中津液，以邪氣未曾深入下焦。若口燥咽乾，乃少陰之液無以上供，神昏欲眠，有少陰但欲寐之象，故與復脈。

八　熱邪深入，或在少陰，或在厥陰，均宜復脈。

此言復脈爲熱邪劫陰之總司也。蓋少陰藏精，厥陰必待少陰精足而後能生，二經均可主以復脈者，乙癸同源也。

加減復脈湯方（甘潤存津法）

炙甘草（六錢）　乾地黃（六錢）（按地黃三種用法：生地者，鮮地黃未曬乾者也，可入藥煮用，可取汁用，其性甘涼，上中焦用以退熱存津；乾地黃者，乃生地曬乾，已爲丙火煉過，去其寒涼之性，《本草》稱其甘平；熟地製以酒與砂仁，九蒸九曬而成，是又以丙火、丁火合煉之也，故其性甘溫。奈何今人悉以乾地黃爲生地，北人並不知世有生地，僉謂乾地黃爲生地，而曰寒涼，指鹿爲馬，不可不辨）　生白芍（六錢）　麥冬（五錢，不去心）　阿膠（三錢）　麻仁（三錢）（按柯韻伯謂：舊傳麻仁者誤，當係棗仁。彼從心悸動三字中看出傳寫之誤，不爲無見。今治溫熱，有取於麻仁甘益氣，潤去燥，故仍從麻仁）

水八杯，煮取八分三杯，分三次服。劇者加甘草至一兩，地黃、白芍八錢，麥冬七錢，日三，夜一服。

救逆湯方（鎮攝法）

卽於加減復脈湯內去麻仁，加生龍骨四錢，生牡蠣八錢，煎如復脈法。脈虛大欲散者，加人參二錢。

九　下後大便溏甚，周十二時三四行，脈仍數者，未可與復脈湯，一甲煎主之；服一二日，大便不溏者，可與一甲復脈湯。

下後法當數日不大便，今反溏而頻數，非其人眞陽素虛，卽下之不得其道，有亡陰之慮。若以復脈滑潤，是以存陰之品，反爲瀉陰之用。故以牡蠣一味，單用則力大，既能存陰，又澀大便，且清在裏之餘熱，一物而三用之。

一甲煎（鹹寒兼澀法）

生牡蠣（二兩，碾细）

水八杯，煮取三杯，分溫三服。

一甲復脈湯方

卽於加減復脈湯內，去麻仁，加牡蠣一兩。

十　下焦溫病，但大便溏者，卽與一甲復脈湯。

溫病深入下焦劫陰，必以救陰爲急務。然救陰之藥多滑潤，但見大便溏，不必待日三四行，卽以一甲復脈法，復陰之中，預防泄陰之弊。

十一　少陰溫病，眞陰欲竭，壯火復熾，心中煩，不得臥者，黃連阿膠湯主之。

按前復脈法爲邪少虛多之治。其有陰既虧而實邪正盛，甘草卽不合拍。心中煩，陽邪挾心陽獨亢於上，不知陰陽相抱之理，亦不知傷寒必當救陽，溫病必當救陰之妙。

心體之陰，無容留之地，故煩雜無奈；不得臥，陽亢不入於陰，陰虛不受陽納，雖欲臥得乎！此證陰陽各自爲道，不相交互，去死不遠，故以黃芩從黃連，外瀉壯火而內堅眞陰；以芍藥從阿膠，內護眞陰而外扞亢陽。名黃連阿膠湯者，取一剛以禦外侮，一柔以護內主之義也。其交關變化神明不測之妙，全在一雞子黃，前人訓雞子黃，僉謂雞爲巽木，得心之母氣，色赤入心，虛則補母而已，理雖至當，殆未盡其妙。蓋雞子黃有地球之象，爲血肉有情，生生不已，乃奠安中焦之聖品，有甘草之功能，而靈於甘草；其正中有孔，故能上通心氣，下達腎氣，居中以達兩頭，有蓮子之妙用；其性和平，能使亢者不爭，弱者得振；其氣焦臭，故上補心；其味甘鹹，故下補腎；再釋家有地水風火之喻，此證大風一起，蕩然無餘，雞子黃鎮定中焦，通徹上下，合阿膠能預熄內風之震動也。然不知人身陰陽相抱之義，必未能識仲景用雞子黃之妙，謹將人身陰陽生死寤寐圖形，開列於後，以便學者入道有階也。

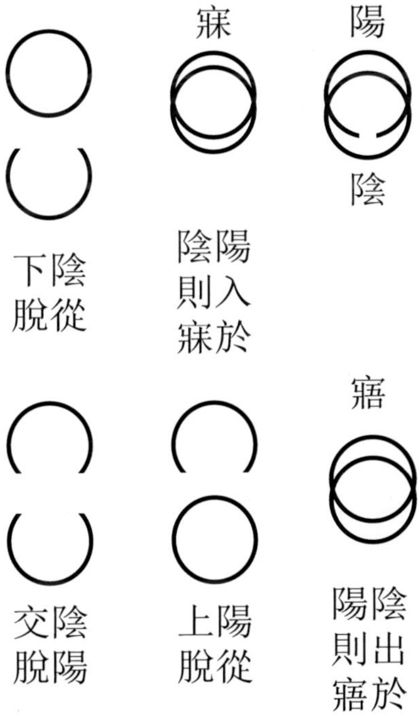

黄連阿膠湯方（苦甘鹹寒法）

黄連（四錢）　黄芩（一錢）　阿膠（三錢）　白芍（一錢）　雞子黄（二枚）

水八杯，先煮三物，取三杯，去滓，内膠烊盡，再内雞子黄，攪令相得，日三服。

徵按：此《金匱》治傷寒少陰病，二三日以上，心煩不得卧之祖方也。二三日以上，寒變熱之時也。少陰多寐，以傳經之陽邪灼陰，故不得卧，與少陰溫病，確乎相合。陽亢不入於陰，陰虛不受陽納二語，雖倡自葉氏，然亦自經文『衛氣留於陽則陽氣滿，不得入於陰，則陰氣虛，故目不瞑』而來，可爲一切不寐之總綱。他如濕痰留於胃腑不寐，《内經》則有半夏湯以通其陽，其方則以千里外之流水揚萬遍，取五升，炊以葦薪，沸則秫米一升，半夏五合，炊至升半，去渣，飲汁一小杯，日三服，以知爲度。虛煩不眠，仲祖則有酸棗仁湯以和其陰，方用棗仁二升，知母、茯苓、川芎各二兩，甘草一兩，以水八升，煮酸棗仁得六升，内諸藥，煮取三升，分溫三服。又如膽虛不寐，《本事方》有鱉甲丸：鱉甲、棗仁、羌活、牛膝、五味、參、芪各等分，细末蜜丸梧子大，每用溫酒服三四十丸。痰熱不眠，《集驗方》有溫膽湯：橘紅、半夏、茯神、甘草、枳實、竹茹。振悸不眠，半夏、陳皮、甘草、茯實、茯苓、竹茹。虛勞不寐，棗仁二兩，碾末同半夏二合煮糜，入地黄汁一合，再煮，時時與服。六一散加牛黄，治煩躁不眠。竹葉湯調服炒棗仁末，治脾虛不眠之類。條例甚多，總不出安胃和中，俾陽明之氣順，則陰陽之道路可通而已矣。

十二　夜熱早涼，熱退無汗，熱自陰來者，青蒿鱉甲湯主之。

夜行陰分而熱，日行陽分而涼，邪氣深伏陰分可知；熱退無汗，邪不出表而仍歸陰分，更可知矣，故曰熱自陰分而來，非上中焦之陽熱也。邪氣深伏陰分，混處氣血之中，不能纯用養陰，又非壯火，更不得任用苦燥。故以鱉甲蠕動之物，入肝經至陰之分，既能養陰，又能入絡搜邪；以青蒿芳香透絡，從少陽領邪外出；细生地清陰絡之熱；丹皮瀉血中之伏火；知母者，知病之母也，佐鱉甲、青蒿而成搜剔之功焉。再此方有先入後出之妙，青蒿不能直入陰分，有鱉甲領之入也；鱉甲不能獨出陽分，有青蒿領之出也。

青蒿鱉甲湯方（辛涼合甘寒法）

青蒿（二錢）　鱉甲（五錢）　细生地（四錢）　知母（二錢）　丹皮（三錢）

水五杯，煮取二杯，日再服。

十三　熱邪深入下焦，脈沉數，舌乾齒黑，手指但覺蠕動，急防痙厥，二甲復脈湯主之。

此示人痙厥之漸也。溫病七八日以後，熱深不解，口中津液乾涸，但覺手指掣動，即當防其痙厥，不必俟其已厥而後治也。故以復脈育陰，加入介屬潛陽，使陰陽交紐，庶厥可不作也。

此心動與水停心下者相反。心為丁火，所惡者客水，而所喜者眞水，故心與腎並主少陰也。一則水氣上淩心，若薪炭之見水而爆沸也；一則水不濟火，若遊魚之失水而騰躍也。一則通陽利水，一則潛陽補水，當於脈證辨之。

二甲復脈湯方（鹹寒甘潤法）

即於加減復脈湯內，加生牡蠣五錢，生鱉甲八錢。

十四　下焦溫病，熱深厥甚，脈细促，心中憺憺大動，甚則心中痛者，三甲復脈湯主之。

前二甲復脈，防痙厥之漸；即痙厥已作，亦可以二甲復脈止厥。茲又加龜板名三甲者，以心中大動，甚則痛而然也。心中動者，火以水爲體，肝風鴟張，立刻有吸盡西江之勢，腎水本虛，不能濟肝而後發痙，既痙而水難猝補，心之本體欲失，故憺憺然而大動也。甚則痛者，『陰維爲病主心痛』，此證熱久傷陰，八脈麗於肝腎，肝腎虛而累及陰維，故心痛，非如寒氣客於心胸之心痛，可用溫通。故以鎮腎氣補任脈通陰維之龜板止心痛，合入肝搜邪之二甲，相濟成功也。

三甲復脈湯方（同二甲湯法）

即於二甲復脈湯內，加生龜板一兩。

十五　既厥且噦（俗名呃忒）**，脈细而勁，小定風珠主之。**

溫邪久踞下焦，爍肝液爲厥，擾衝脈爲噦，脈陰陽俱減，則细，肝木橫強則勁，故以雞子黃實土而定內風；龜板補任（謂任脈）而鎮衝脈；阿膠沉降，補液而熄肝風；淡菜生於鹹水之中而能淡，外偶內奇，有坎卦之象。

鱉名神守，亦此義。

能補陰中之眞陽，其形翕闔，故又能潛眞陽之上動；童便以濁液仍歸濁道，用以爲使也。名定風珠者，以雞子黃宛如珠形，得巽木之精，而能熄肝風，肝爲巽木，巽爲風也。龜亦有珠，具眞武之德而鎮震木。震爲雷，在人爲膽，雷動未有無風者，雷靜而風亦靜矣。亢陽直上巔頂，龍上於天也，制龍者，龜也。古者豢龍禦龍之法，失傳已久，其大要不出乎此。

小定風珠方（甘寒鹹法）

雞子黃（一枚，生用）　眞阿膠（二錢）　生龜板（六錢）　童便（一杯）　淡菜（三錢）

水五杯，先煮龜板、淡菜得二杯，去滓，入阿膠，上火烊化，內雞子黃，攪令相得，再衝童便，頓服之。

十六　熱邪久羈，吸爍眞陰，或因誤表，或因妄攻，神倦瘈瘲，脈氣虛弱，舌絳苔少，時時欲脫者，大定風珠主之。

此邪氣已去八九，眞陰僅存一二之治也。觀脈虛苔少可知，故以大隊濃濁填陰塞隙，介屬潛陽鎮定。以雞子黃一味，從足太陰，下安足三陰，上濟手三陰，使上下交合，陰得安其位，斯陽可立根基，俾陰陽有眷屬一家之義，庶可不致絕脫歟！

大定風珠方（酸甘鹹法）

生白芍（六錢） 阿膠（三錢） 生龜板（四錢） 乾地黄（六錢） 麻仁（二錢） 五味子（二錢） 生牡蠣（四錢） 麥冬（六錢，連心） 炙甘草（四錢） 雞子黄（二枚，生） 鱉甲（四錢，生）

水八杯，煮取三杯，去滓，再入雞子黄，攪令相得，分三次服。喘加人參，自汗者加龍骨、人參、小麥，悸者加茯神、人參、小麥。

十七 壯火尚盛者，不得用定風珠、復脈。邪少虚多者，不得用黄連阿膠湯。陰虚欲痙者，不得用青蒿鱉甲湯。

此諸方之禁也。前數方雖皆爲存陰退熱而設，其中有以補陰之品，爲退熱之用者；有一面補陰，一面搜邪者；有一面填陰，一面護陽者；各宜心領神會，不可混也。

十八 痙厥神昏，舌短，煩躁，手少陰證未罷者，先與牛黄紫雪輩，開竅搜邪；再與復脈湯存陰，三甲潛陽，臨證细參，勿致倒亂。

痙厥神昏，舌蹇煩躁，統而言之曰厥陰證。然有手經足經之分：在上焦以清邪爲主，清邪之後，必繼以存陰；在下焦以存陰爲主，存陰之先，若邪尚有餘，必先以搜邪。手少陰證未罷，如寸脈大，口氣重，顴赤，白睛赤，熱壯之類。

以上十九條，立法雖多，而一以存陰退熱為主。

十九　邪氣久羈，肌膚甲錯，或因下後邪欲潰，或因存陰得液蒸汗，正氣已虛，不能即出，陰陽互爭而戰者，欲作戰汗也，復脈湯熱飲之。虛盛者加人參；肌肉尚盛者，但令靜，勿妄動也。

按傷寒汗解必在下前，溫病多在下後。縛解而後得汗，誠有如吳又可所云者。凡欲汗者，必當先煩，乃有汗而解。若正虛邪重，或邪已深入下焦，得下後裏通；或因津液枯燥，服存陰藥，液增欲汗，邪正努力紛爭，則作戰汗，戰之得汗則生，汗不得出則死。此係生死關頭，在頃刻之間。戰者，陽極而似陰也，肌膚業已甲錯，其津液之枯燥，固不待言。故以復脈加人參助其一臂之力，送汗出表。若其人肌膚尚厚，未至大虛者，無取復脈之助正，但當聽其自然，勿事騷擾可耳，次日再議補陰未遲。

二十　時欲漱口不欲嚥，大便黑而易者，有瘀血也，犀角地黃湯主之。

邪在血分，不欲飲水，熱邪燥液口乾，又欲求救於水，故但欲漱口，不欲嚥也。瘀血溢於腸間，血色久瘀則黑，血性柔潤，故大便黑而易也。犀角味鹹，入下焦血分以清熱，地黃去積聚而補陰，白芍去惡血，生新血，丹皮瀉血中伏火，此畜血自得下行，故用此輕劑以調之也。

犀角地黃湯方（甘鹹微苦法）

乾地黃（一兩）　生白芍（三錢）　丹皮（三錢）　犀角（三錢）

水五杯，煮取二杯，分二次服，渣再煮一杯服。

二十一　少腹堅滿，小便自利，夜熱晝涼，大便閉，脈沉實者，畜血也，桃仁承氣湯主之，甚則抵當湯。

少腹堅滿，法當小便不利，今反自利，則非膀胱氣閉可知。夜熱者，陰熱也；晝涼者，邪氣隱伏陰分也。大便閉者，血分結也。故以桃仁承氣通血分之閉結也。若閉結太甚，桃仁承氣不得行，則非抵當不可，然不可輕用，不得不備一法耳。

以上二條，法稍變，一則為陰虧畜血而設，補中有瀉；一則為邪多畜血而設，重在攻邪，以瀉為補。

桃仁承氣湯方（苦辛鹹寒法）

大黃（五錢）　芒硝（二錢）　桃仁（三錢）　當歸（三錢）　芍藥（三錢）　丹皮（三錢）

水八杯，煮取三杯，先服一杯，得下止後服，不知再服。

抵當湯方（飛走攻絡苦鹹法）

大黃（五錢）　虻蟲（二十枚，炙乾為末）　桃仁（五錢）　水蛭（五分，炙乾為末）

水八杯，煮取三杯，先服一杯，得下止後服，不知再服。

二十二　溫病脈，法當數，今反不數而濡小者，熱撤裏虛也。裏虛下利稀水，或便膿血者，桃花湯主之。

溫病之脈本數，因用清熱藥撤其熱，熱撤裏虛，脈見濡小，下焦空虛則寒，即不下利，亦當溫補，況又以上二條，大畧相似，其中有移步換形之妙，學者留心。

下利稀水膿血乎！故用少陰自利，關閘不藏，堵截陽明法。

桃花湯方（甘溫兼澀法）

赤石脂（一兩，半整用煎，半爲细末調） 炮薑（五錢） 白粳米（二合）

水八杯，煮取三杯，去渣，入石脂末一錢五分，分三次服。若一服愈，餘勿服。虛甚者加人參。

二十三 溫病七八日以後，脈虛數，舌絳苔少，下利日數十行，完穀不化，身雖熱者，桃花粥主之。

上條以脈不數而濡小，下利稀水，定其爲虛寒而用溫澀。此條脈雖數而日下數十行，至於完穀不化，其裏邪已爲泄瀉下行殆盡。完穀不化，脾陽下陷，火滅之象；脈雖數而虛，苔化而少，身雖餘熱未退，亦虛熱也，纯係關閘不藏見證，補之稍緩則脫。故改桃花湯爲粥，取其逗留中焦之意，此條認定完穀不化四字要緊。

桃花粥方（甘溫兼澀法）

人參（三錢） 炙甘草（三錢） 赤石脂（六錢，细末） 白粳米（二合）

水十杯，先煮參、草得六杯，去渣，再入粳米煮得三杯，納石脂末三錢，頓服之。利不止，再服第二杯，如上法；利止停後服。或先因過用寒涼，脈不數、身不熱者，加乾薑三錢。

汪按：前一甲煎爲下後滑泄者設，此二方爲陽虛而關閘撤者設，當審證用之。此外有雖下利而邪未淨，如熱結旁流之類，仍當下；及熱利下重，當用苦寒堅陰，如白頭翁湯、芩芍湯之類者，各有本條，不在此例，不可誤用。其濕溫、瘧痢等證，有當兼用升提者，又一例。邪熱不殺穀，亦有完穀一證，不可不慎，當於脈之虛實，並兼現之證辨之。

二十四　溫病少陰下利，咽痛胸滿心煩者，豬膚湯主之。

此《傷寒論》原文。按溫病熱入少陰，逼液下走，自利咽痛，亦復不少，故採錄於此。柯氏云：少陰下利，下焦虛矣。少陰脈循喉嚨，其支者出絡心，注胸中，咽痛胸滿心煩者，腎火不藏，循經而上走於陽分也；陽併於上，陰併於下，火不下交於腎，水不上承於心，此未濟之象。豬爲水畜而津液在膚，用其膚以除上浮之虛火，佐白蜜、白粉之甘，瀉心潤肺而和脾，滋化源，培母氣，水升火降，上熱自除而下利自止矣。

豬膚湯方（甘潤法）

豬膚（一觔，用白皮從內刮去肥，令如紙薄）

右一味，以水一鬥，煮取五升，去渣，加白蜜一升，白米粉五合，熬香，和令相得。

二十五　溫病少陰咽痛者，可與甘草湯；不差者，與桔梗湯。

柯氏云：但咽痛而無下利胸滿心煩等證，但甘以緩之足矣。不差者，配以桔梗，辛以散之也。其熱微，故用此輕劑耳。

以上三條均係咽痛，其中又有分別。

甘草湯方（甘緩法）

甘草（二兩）

右一味，以水三升，煮取一升半，去滓，分溫再服。

桔梗湯方（苦辛甘開提法）

甘草（二兩）　桔梗（二兩）

法同前。

二十六　溫病入少陰，嘔而咽中傷，生瘡不能語，聲不出者，苦酒湯主之。

王氏晉三云：苦酒湯治少陰水虧不能上濟君火，而咽生瘡聲不出者。瘡者，疳也。半夏之辛滑，佐以雞子清之甘潤，有利竅通聲之功，無燥津涸液之慮；然半夏之功能，全賴苦酒，攝入陰分，劫涎斂瘡，卽陰火沸騰，亦可因苦酒而降矣，故以爲名。

苦酒湯方（酸甘微辛法）

半夏（二錢，製）　雞子（一枚，去黃，內上苦酒雞子殼中）

右二味，內半夏著苦酒中，以雞子殼置刀環中，安火上，令三沸，去滓，少少含嚥之。不差，更作三劑。

徵按：醋能開胃散水，斂熱解毒，局方消暑丸，嘗以之煮半夏，亦此意也。

二十七　婦女溫病，經水適來，脈數耳聾，乾嘔煩渴，辛涼退熱，兼清血分，甚至十數日不解，邪陷發痙者，竹葉玉女煎主之。

此與兩感證同法。辛涼解肌，兼清血分者，所以補上中焦之未備；甚至十數日不解，邪陷發痙，外熱未除，裏熱又急，故以玉女煎加竹葉，兩清表裏之熱。

竹葉玉女煎方（辛涼合甘寒微苦法）

生石膏（六錢）　乾地黃（四錢）　麥冬（四錢）　知母（二錢）　牛膝（二錢）　竹葉（三錢）

水八杯，先煮石膏、地黃得五杯，再入餘四味，煮成二杯，先服一杯，候六時覆之，病解停後服，不解再服（上焦用玉女煎去牛膝者，以牛膝爲下焦藥，不得引邪深入也。茲在下焦，故仍用之）。

二十八　熱入血室，醫與兩清氣血，邪去其半，脈數，餘邪不解者，護陽和陰湯主之。

此係承上條而言之也。大凡體質素虛之人，驅邪及半，必兼護養元氣，仍佐清邪，故以參、甘護元陽，而以白芍、麥冬、生地和陰清邪也。

護陽和陰湯方（甘涼甘溫復法，偏於甘涼，即復脈湯法也）

白芍（五錢）　炙甘草（二錢）　人參（二錢）　麥冬（二錢，連心炒）　乾地黃（三錢，炒）

水五杯，煮取二杯，分二次溫服。

二十九　熱入血室，邪去八九，右脈虛數，暮微寒熱者，加減復脈湯，仍用參主之。

此熱入血室之邪少虛多，亦以復脈爲主法。脈右虛數，是邪不獨在血分，故仍用參以補氣。暮微寒熱，不可認作邪實，乃氣血俱虛，營衛不和之故。

加減復脈湯仍用參方

即於前復脈湯內，加人參三錢。

三十　熱病經水適至，十餘日不解，舌痿飲冷，心煩熱，神氣忽清忽亂，脈右長左沉，瘀熱在裏也，加減桃仁承氣湯主之。

前條十數日不解用玉女煎者，以氣分之邪尚多，故用氣血兩解。此條以脈左沉，不與右之長同，而神氣忽亂，定其爲畜血，故以逐血分瘀熱爲急務也。

加減桃仁承氣湯方（苦辛走絡法）

即上第二十一條方，去芒硝、歸芍，而易以生地、澤蘭、人中白也。

大黃（三錢，製）　桃仁（三錢，炒）　细生地（六錢）　丹皮（四錢）　澤蘭（二錢）　人中白（二錢）

水八杯，煮取三杯，先服一杯，候六時，得下黑血，下後神清渴減，止後服。不知，漸進。

第五條非另列一法也，總承上四條而分緩急之治。一證云者，言其或單有表證之寒熱，或單有裏證之譫語，結胸等證，而又有別因爲害，則當從其急者而先治之。

此段最宜著眼，證同而治不同者，全在幾希之間耳。

按邵新甫云：考熱入血室，《金匱》有五法：第一條主小柴胡，因寒熱而用，雖經水適斷，急提少陽之邪，勿令下陷爲最。第二條傷寒發熱，經水適來，已現晝明夜劇，讝語見鬼，恐人認陽明實證，故有無犯胃氣及上二焦之戒。第三條中風寒熱，經水適來，七八日脈遲身涼，胸脇滿如結胸狀，讝語者，顯無表證，全露熱入血室之候，自當急刺期門，使人知針力比藥力尤捷。第四條陽明病下血讝語，但頭汗出，亦爲熱入血室，亦刺期門，汗出而愈。第五條明其一證而有別因爲害，如痰潮上脘，昏冒不知，當先化其痰，後除其熱。仲景教人當知變通，故不厭推廣其義，乃今人一遇是證，不辨熱入之輕重，血室之盈虧，遽與小柴胡湯，貽害必多。要之熱甚而血瘀者，與桃仁承氣及山甲、歸尾之屬；血舍空而熱者用犀角地黄湯，加丹參、木通之屬；表邪未盡而表證仍兼者，不妨借溫通爲使；血結胸，有桂枝紅花湯，參入海蛤、桃仁之治；昏狂甚，進牛黄膏，調入清氣化結之煎。再觀葉案中有兩解氣血燔蒸之玉女煎法；熱甚陰傷，有育陰養氣之復脈法；又有護陰滌熱之緩攻法。先聖後賢，其治條分縷析，學人審證定方，慎毋拘乎柴胡一法也。

三十一　溫病癒後，嗽稀痰而不咳，徹夜不寐者，半夏湯主之。

此中焦陽氣素虚之人，偶感溫病，醫以辛涼甘寒，或苦寒清溫熱，不知十衰七八之戒，用藥過劑，以致中焦反停寒飲，令胃不和，故不寐也。《素問》云：胃不和則臥不安，飲以半夏湯，覆杯則寐。蓋陽氣下交於陰則寐，胃居中焦，爲陽氣下交之道路，中寒飲聚，致令陽氣欲下交而無路可循，故不寐也。半夏逐痰飲而和胃，秫米秉燥金之氣而成。故能補陽明燥氣之不及而滲其飲，飲退則胃和，寐可立至，故曰覆杯則寐也。

半夏湯方（辛甘淡法）

半夏（八錢，製）　秫米（二兩，即俗所謂高糧是也，古人謂之稷，今或名爲蘆稷，如南方難得，則以薏仁代之）

水八杯，煮取三杯，分三次溫服。

汪案：不寐之因甚多，有陰虛不受陽納者，有陽亢不入陰者，有膽熱者，有肝用不足者，有心氣虛者，有心液虛者，有蹻脈不和者，有痰飲擾心者。溫熱病中，往往有兼不寐者，各察其因而治之，斯不誤矣。

三十二　飲退則寐，舌滑，食不進者，半夏桂枝湯主之。

此以胃腑雖和，營衛不和，陽未卒復，故以前半夏湯合桂枝湯，調其營衛，和其中陽，自能食也。

半夏桂枝湯方（辛溫甘淡法）

半夏（六錢）　秫米（一兩）　白芍（六錢）　桂枝（四錢，雖云桂枝湯，卻用小建中湯法。桂枝少於白芍者，表裏異治也）　炙甘草（一錢）　生薑（三錢）　大棗（二枚，去核）

水八杯，煮取三杯，分溫三服。

三十三　溫病解後，脈遲，身涼如水，冷汗自出者，桂枝湯主之。

此亦陽氣素虛之體質，熱邪甫退，卽露陽虛。故以桂枝湯復其陽也。

桂枝湯方（見上焦篇。但此處用桂枝，分量與芍藥等，不必多於芍藥也，亦不必啜粥再令汗出，卽仲景以桂枝湯小和之法是也）

三十四　溫病瘉後，面色萎黃，舌淡，不欲飲水，脈遲而弦，不食者，小建中湯主之。

此亦陽虛之質也，故以小建中，小小建其中焦之陽氣，中陽復則能食，能食則諸陽皆可復也。

小建中湯方（甘溫法）

白芍（六錢，酒炒）　桂枝（四錢）　甘草（三錢，炙）　生薑（三錢）　大棗（二枚，去核）　膠飴（五錢）

水八杯，煮取三杯，去渣，入膠飴，上火烊化，分溫三服。

汪案：溫熱病慮涸其陰，濕溫病慮虛其陽。病後調理，溫熱當以滋陰爲法（甘涼或佐甘酸）；濕溫當以扶陽為法（甘溫或佐辛甘），不可錯誤。熱病解後，脈靜身涼，然而炎威雖退，餘焰猶存，畀予甘溫，燎原復熾，飲食尚能助邪，況參、朮、薑、桂及二陳之類乎！但體質不同，或平素陽虛，或寒涼過當，邪去正衰，不扶其陽則氣立孤危，故列益陽數法於右，以備採用，所謂『有者求之，無者求之』，學者固不可不知有此法，然非見之眞確，斷不可冒昧輕投也。寒濕、濕溫，病後化燥，有當用涼潤者，可以隅反。

以上五條，皆溫熱病後之餘證。

三十五　溫病愈後，或一月，至一年，面微赤，脈數，暮熱，常思飲不欲食者，五汁飲主之，牛乳飲亦主之。病後肌膚枯燥，小便溺管痛，或微燥咳，或不思食，皆胃陰虛也，與益胃五汁輩。

前復脈等湯，復下焦之陰。此由中焦胃用之陰不降，胃體之陽獨亢，故以甘潤法救胃用，配胃體，則自然欲食，斷不可與俗套開胃健食之辛燥藥，致令燥咳成癆也。

五汁飲、牛乳飲方（並見前秋燥門）

益胃湯（見中焦篇）

按吳又可云：『病後與其調理不善，莫若靜以待動。』是不知要領之言也。夫病後調理，較易於治病，豈有能治病，反不能調理之理乎！但病後調理，不輕於治病，若其治病之初，未曾犯逆，處處得法，輕者三五日而解，重者七八日而解，解後無餘邪，病者未受大傷，原可不必以藥調理，但以飲食調理足矣，《經》所謂食養盡之是也。若病之始受既重，醫者又有誤表、誤攻、誤燥、誤涼之弊，遺殃於病者之氣血，將見外感變而爲內傷矣。全賴醫者善補其過（謂未犯他醫之逆；或其人陽素虛，陰素虧；或前因邪氣太盛，故劑不得不重；或本虛邪不能張，須隨清隨補之類），而補人之過（謂已犯前醫之治逆），退殺氣（謂餘邪或藥傷），迎生氣（或養胃陰，或護胃陽，或填腎陰，或兼固腎陽，以迎其先後天之生氣），活人於萬全，豈得聽之而已哉！萬一變生不測，推委於病者之家，能不愧於心乎！至調理大要，溫病後一以養陰爲主。飲食之堅硬濃厚者，不可驟進。間有陽氣素虛之體質，熱病一退，大凡麻痺皆氣不運行之故，暑溫則壯火食氣，壯火散氣，故麻痺也。

卽露舊虧，又不可固執養陰之説，而滅其陽火。故本論中焦篇列益胃、增液、清燥等湯，下焦篇列復脈、三甲、五汁等復陰之法，乃熱病調理之常理也；下焦篇又列建中、半夏、桂枝數法，以爲陽氣素虛，或誤傷涼藥之用，乃其變也。《經》所謂『有者求之，無者求之，微者責之，盛者責之』，全賴司其任者，心誠求之也。

暑溫

三十六　暑邪深入少陰消渴者，連梅湯主之；入厥陰麻痺者，連梅湯主之；心熱煩躁神迷甚者，先與紫雪丹，再與連梅湯。

腎主五液而惡燥，暑先入心，助心火獨亢於上，腎液不供，故消渴也。再心與腎均爲少陰，主火，暑爲火邪，以火從火，二火相搏，水難爲濟，不消渴得乎！以黄連瀉壯火，使不爍津，以烏梅之酸以生津，合黄連酸苦爲陰；以色黑沉降之阿膠救腎水，麥冬、生地合烏梅酸甘化陰，庶消渴可止也。肝主筋而受液於腎，熱邪傷陰，筋經無所秉受，故麻痺也。再包絡與肝均爲厥陰，主風木，暑先入心，包絡代受，風火相搏，不麻痺得乎！以黄連瀉克水之火，以烏梅得木氣之先，補肝之正，阿膠增液而熄肝風，冬、地補水以柔木，庶麻痺可止也。心熱煩躁神迷甚，先與紫雪丹者，開暑邪之出路，俾梅、連有入路也。

連梅湯方（酸甘化陰酸苦泄熱法）

雲連（二錢）　烏梅（三錢，去核）　麥冬（三錢，連心）　生地（三錢）　阿膠（二錢）

此方自烏梅圓化出，較之連梅，有一剛一柔之分。

水五杯，煮取二杯，分二次服。脈虛大而芤者，加人參。

三十七　暑邪深入厥陰，舌灰，消渴，心下板實，嘔惡吐蛔，寒熱，下利血水，甚至聲音不出，上下格拒者，椒梅湯主之。

此土敗木乘，正虛邪熾，最危之候。故以酸苦泄熱，輔正驅邪立法，據理製方，冀其轉關耳。

椒梅湯方（酸苦復辛甘法，即仲景烏梅圓法也，方義已見中焦篇）

黃連（二錢）　黃芩（二錢）　乾薑（二錢）　白芍（三錢，生）　川椒（三錢，炒黑）　烏梅（三錢，去核）　人參（二錢）　枳實（一錢五分）　半夏（二錢）

水八杯，煮取三杯，分三次服。

三十八　暑邪誤治，胃口傷殘，延及中下，氣塞填胸，燥亂口渴，邪結內踞，清濁交混者，來復丹主之。

此正氣誤傷於藥，邪氣得以竊據於中，固結而不可解，攻補難施之危證，勉立旋轉清濁一法耳。

來復丹方（酸溫法）

太陰元精石（一兩）　舶上硫黃（一兩）　硝石（一兩，同硫黃爲末，微火炒結砂子大）　橘紅（二錢）　青皮（二錢，去白）　五靈脂（二錢，澄去砂，炒令煙盡）

〔方論〕晉三王氏云：《易》言一陽來復於下，在人則爲少陽生氣所出之臟。病上盛下虚，則陽氣去，生氣竭，此丹能復陽於下，故曰來復。元精石乃鹽鹵至陰之精，硫黄乃纯陽石火之精，寒熱相配，陰陽互濟，有扶危拯逆之功；硝石化硫爲水，亦可佐元、硫以降逆；靈脂引經入肝最速，能引石性內走厥陰，外達少陽，以交陰陽之樞紐；使以橘紅、青皮者，納氣必先利氣，用以爲肝膽之嚮導也。

三十九　暑邪久熱，寢不安，食不甘，神識不清，陰液元氣兩傷者，三才湯主之。

凡熱病久入下焦，消爍眞陰，必以復陰爲主。其或元氣亦傷，又必兼護其陽。三才湯兩復陰陽，而偏於復陰爲多者也。溫熱、溫疫未傳，邪退八九之際，亦有用處。暑溫未傳，亦有用復脈、三甲、黄連阿膠等湯之處。彼此互參，勿得偏執。蓋暑溫不列於諸溫之內，而另立一門者，以後夏至爲病暑，濕氣大動，不兼濕不得名暑溫，仍歸溫熱門矣。既兼濕，則受病之初，自不得與諸溫同法，若病至末傳，濕邪已化，惟餘熱傷之際，其大畧多與諸溫同法；其不同者，前後數條，已另立法矣。

三才湯方（甘涼法）

人參（三錢）　天冬（二錢）　乾地黄（五錢）

水五杯，濃煎兩杯，分二次溫服。欲復陰者，加麥冬、五味子。欲復陽者，加茯苓、炙甘草。

此證亦有兼眩冒、欲渴欲嘔，或時有煩、躁者。

四十　畜血，熱入血室，與溫熱同法。

四十一　伏暑、濕溫脇痛，或咳，或不咳，無寒，但潮熱，或竟寒熱如瘧狀，不可誤認柴胡證，香附旋覆花湯主之；久不解者，間用控涎丹。

按伏暑、濕溫，積留支飲，懸於脇下，而成脇痛之證甚多，即《金匱》水在肝而用十棗之證。彼因裏水久積，非峻攻不可；此因時令之邪，與裏水新搏，其根不固，不必用十棗之太峻。只以香附、旋覆，善通肝絡而逐脇下之飲，蘇子、杏仁，降肺氣而化飲，所謂建金以平木；廣皮、半夏消痰飲之正，茯苓、薏仁，開太陽而闔陽明，所謂治水者必實土，中流漲者開支河之法也。用之得當，不過三五日自愈。其或前醫不識病因，不合治法，致使水無出路，久居脇下，恐成懸飲內痛之證，爲患非輕，雖不必用十棗之峻，然不能出其範圍，故改用陳無擇之控涎丹，緩攻其飲。

香附旋覆花湯方（苦辛淡合芳香開絡法）

生香附（三錢）　旋覆花（三錢，絹包）　蘇子霜（三錢）　廣皮（二錢）　半夏（五錢）　茯苓塊（三錢）　薏仁（五錢）

水八杯，煮取三杯，分三次溫服。腹滿者，加厚朴。痛甚者，加降香末。

控涎丹方（苦寒從治法）

為濕立案，語妙千古，不言寒者，寒本於濕，言濕而寒在其中矣。

以上暑溫六條。

痰飲，陰病也。以苦寒治陰病，所謂求其屬以衰之是也。按腎經以臟而言，屬水，其味鹹，其氣寒；以經而言，屬少陰，主火，其味苦，其氣化燥熱。腎主水，故苦寒爲水之屬，不獨鹹寒爲水之屬也，蓋眞陽藏之於腎，故腎與心並稱少陰，而並主火也，知此理則知用苦寒鹹寒之法矣。瀉火之有餘用苦寒，寒能制火，苦從火化，正治之中，亦有從治；瀉水之太過，亦用苦寒，寒從水氣，苦從火味，從治之中，亦有正治，所謂水火各造其偏之極，皆相似也。苦鹹寒治火之有餘、水之不足爲正治，亦有治水之有餘、火之不足者，如介屬芒硝並能行水，水行則火復，乃從治也。

甘遂（去心，製）　大戟（去皮，製）　白芥子

右等分爲細末，神麯糊爲丸，梧子大，每服九丸，薑湯下，壯者加之，羸者減之，以知爲度。

寒濕

四十二　濕之爲物也，在天之陽時爲雨露，陰時爲霜雪，在山爲泉，在川爲水，包含於土中者爲濕。其在人身也，上焦與肺合，中焦與脾合，其流於下焦也，與少陰癸水合。

此統舉濕在天地人身之大綱，異出同源，以明土爲雜氣，水爲天一所生，無處不合者也。上焦與肺合者，肺主太陰濕土之氣，肺病濕則氣不得化，有霜霧之象，向之火製金者，今反水克火矣，故肺病而心亦病也。觀《素問》寒水司天之年，則曰陽氣不令，濕土司天之年，則曰陽光不治自知，故上焦一以開肺氣救心陽爲治。

中焦與脾合者，脾主濕土之質，爲受濕之區，故中焦濕證最多；脾與胃爲夫妻，脾病而胃不能獨治，再胃之臟象爲土，土惡濕也，故開溝渠，運中陽，崇剛土，作堤防之治，悉載中焦。上中不治，其勢必流於下焦。《易》曰：水流濕。《素問》曰：濕傷於下。下焦乃少陰癸水，濕之質卽水也，焉得不與腎水相合。吾見濕流下焦，邪水旺一分，正水反虧一分，正愈虧而邪愈旺，不可爲矣。夫腎之眞水，生於一陽，坎中滿也，故治少陰之濕，一以護腎陽，使火能生土爲主；腎與膀胱爲夫妻，泄膀胱之積水，從下治，亦所以安腎中眞陽也。脾爲腎之上游，升脾陽，從上治，亦所以使水不沒腎中眞陽也。其病厥陰也奈何？蓋水能生木，水太過，木反不生，木無生氣，自失其疏泄之任，《經》有『風濕交爭，風不勝濕』之文，可知濕土太過，則風木亦有不勝之時，故治厥陰之濕，以復其風木之本性，使能疏泄爲主也。

本論原以溫熱爲主，而類及於四時雜感。以宋元以來，不明仲景傷寒一書專爲傷寒而設，乃以傷寒一書，應四時無窮之變，殊不合拍，遂至人著一書，而悉以傷寒名書。陶氏則以一人而屢著傷寒書，且多立妄誕不經名色，使後世學者，如行昏霧之中，涉不自覺其身之墜於淵也。今臚列四時雜感，春溫、夏熱、長夏暑濕、秋燥、冬寒，得其要領，效如反掌。夫春溫、夏熱、秋燥，所傷皆陰液也，學者苟能時時預護，處處隄防，豈復有精竭人亡之慮。傷寒所傷者陽氣也，學者誠能保護得法，自無寒化熱而傷陰，水負火而難救之虞。卽使有受傷處，臨證者知何者當護陽，何者當救陰，何者當先護陽，何者當先救陰，因端竟委，可備知終始而超道妙之神。瑭所以三致意者，乃在濕溫一證。蓋土爲雜氣，寄旺四時，藏垢納污，無所不受，其間錯綜變化，不可枚舉。

燥亦有傷陽者，詳見雜說。

此治濕傷腎證一法。

其在上焦也，如傷寒；其在下焦也，如內傷；其在中焦也，或如外感，或如內傷。至人之受病也，亦有外感，亦有內傷，使學者心搖目眩，無從捉摸。其變證也，則有濕痺、水氣、咳嗽、痰飲、黃汗、黃癉、腫脹、瘧疾、痢疾、淋症、帶症、便血、疝氣、痔瘡、癰膿等證，較之風火燥寒四門之中，倍而又倍，苟非條分縷析，體貼入微，未有不張冠李戴者。

汪案：近代俗醫，皆以傷寒法治溫、熱、暑、燥，入手妄用表散，末後又誤認虛勞，妄行補陰補陽，以至生民夭枉，此書所爲作也。若濕溫之症，則又不然。世有粗工，稍知熱病，一遇濕溫，亦以溫熱之法施之，較之誤認溫熱為傷寒者，厥罪惟均。蓋濕溫一證，半陰半陽，其反復變遷，不可窮極，而又絪緼黏膩，不似傷寒之一表卽解，溫熱之一清卽愈。施治之法，萬緒千端，無容一毫執著。篇中所述，亦只舉其一隅，學者務宜勤求古訓，精研理氣，而後能貫通融會，泛應不窮。《經》云『知其要者，一言而終；不知其要，流散無窮』，是在潛心深造者矣。

四十三　濕久不治，伏足少陰，舌白身痛，足跗浮腫，鹿附湯主之。

濕伏少陰，故以鹿茸補督脈之陽。督脈根於少陰，所謂八脈麗於肝腎也；督脈總督諸陽，此陽一升，則諸陽聽令。附子補腎中眞陽，通行十二經，佐之以兔絲，憑空行氣而升發少陰，則身痛可休。獨以一味草果，溫太陰獨勝之寒以醒脾陽，則地氣上蒸天氣之白苔可除；且草果，子也，凡子皆達下焦。以茯苓淡滲，佐附子開膀胱，小便得利，而跗腫可愈矣。

鹿附湯方（苦辛鹹法）

鹿茸（五錢） 附子（三錢） 草果（一錢） 兔絲子（三錢） 茯苓（五錢）

水五杯，煮取二杯，日再服，渣再煮一杯服。

此治濕傷脾而並及於腎者又一法。

四十四　濕久，脾陽消乏，腎陽亦憊者，安腎湯主之。

凡腎陽憊者，必補督脈，故以鹿茸爲君，附子、韭子等補腎中眞陽；但以苓、朮二味，滲濕而補脾陽，釜底增薪法也（其曰安腎者，腎以陽爲體，體立而用安矣）。

安腎湯方（辛甘溫法）

鹿茸（三錢） 胡蘆巴（三錢） 補骨脂（三錢） 韭子（一錢） 大茴香（二錢） 附子（二錢） 茅朮（二錢） 茯苓（三錢） 兔絲子（三錢）

水八杯，煮取三杯，分三次服。大便溏者，加赤石脂。久病惡湯者，可用貳拾分作丸。

此治濕傷脾腎兩陽，由臟而及於腑者。

四十五　濕久傷陽，痿弱不振，肢體麻痺，痔瘡下血，朮附薑苓湯主之。

按痔瘡有寒濕、熱濕之分，下血亦有寒濕、熱濕之分，本論不及備載，但載寒濕痔瘡下血者，以世醫但此治濕傷腑陽而並及於臟陰者。

知有熱濕痔瘡下血，悉以槐花、地榆從事，並不知有寒濕之因，畏薑、附如虎，故因下焦寒濕而類及之，方則兩補脾腎兩陽也。

朮附薑苓湯方（辛溫苦淡法）

生白朮（五錢） 附子（三錢） 乾薑（三錢） 茯苓（五錢）

水五杯，煮取二杯，日再服。

四十六 先便後血，小腸寒濕，黃土湯主之。

此因上條而類及，以補偏救弊也，義見前條注下。前方纯用剛者，此方則以剛藥健脾而滲濕，柔藥保肝腎之陰，而補喪失之血，剛柔相濟，又立一法，以開學者門徑。後世黑地黃丸法，蓋倣諸此。

黃土湯方（甘苦合用剛柔互濟法）

甘草（三兩） 乾地黃（三兩） 白朮（三兩） 附子（三兩，炮） 阿膠（三兩） 黃芩（三兩） 竈中黃土（半觔）

水八升，煮取二升，分溫二服（分量服法，悉錄古方，未敢增減，用者自行斟酌可也）。

徵按：李東垣云：古之方劑分量，與今不同。云一升，卽今之大白盞也；曰字，二分半也；銖，四分也；四字曰錢，十分也；二十四銖爲一兩；云三兩，卽今之二兩；云一兩，卽今之六錢半也；云一升，卽二合半也；古之一兩，今用六錢可也。以上所用古方，俱可類推。

此治秋濕至冬而發，移步換形法。

明乎此，方可與之言經，從來注家，孰論及此。

此一段，使喻氏覆起，當亦爲之心折矣。

眼前都是至理，不明乎今者，不可與之言古。

四十七　秋濕內伏，冬寒外加，脈緊無汗，惡寒身痛，喘咳稀痰，胸滿舌白滑，惡水不欲飲，甚則倚息不得臥，腹中微脹，小青龍湯主之；脈數有汗，小青龍去麻、辛主之；大汗出者，倍桂枝，減乾薑，加麻黃根。

此條以《經》有『秋傷於濕，冬生咳嗽』之明文，故補三焦飲症數則，畧示門徑。按《經》謂秋傷於濕者，以長夏濕土之氣，介在夏秋之間，七月大火西流，月建申，申者，陽氣畢伸也，濕無陽氣不發，陽伸之極，濕發亦重，人感此而至冬日寒水司令，濕水同體相搏而病矣。喻氏擅改經文，謂濕曰燥者，不明六氣運行之道。如大寒，冬令也，厥陰氣至而紙鳶起矣。四月，夏令也，古謂首夏猶清和，俗謂四月爲麥秀寒，均謂時雖夏令，風木之氣猶未盡滅也。他令倣此。至於濕土寄旺四時，雖在冬令，朱子謂『將大雨雪，必先微溫』，蓋微溫則陽氣通，陽通則濕行，濕行而雪勢成矣，況秋日竟無濕氣乎！此其間有說焉，《經》所言之秋，指中秋以前而言，秋之前半截也；喻氏所指之秋，指秋分以後而言，秋之後半截也。古脫燥論，蓋世遠年湮，殘缺脫簡耳。喻氏補論誠是，但不應擅改經文，竟崇己說，而不體之日月運行，寒暑倚伏之理與氣也。喻氏學問誠高，特霸氣未消，其溫病論亦犯此病。學者遇咳嗽之證，兼合脈色，以詳察其何因，爲濕，爲燥，爲風，爲火，爲陰虛，爲陽弱，爲前候伏氣，爲現行時令，爲外感而發動內傷，爲內傷而招引外感，歷歷分明。或當用溫用涼，用補用瀉，或寓補於瀉，或寓瀉於補，擇用先師何法何方，妙手空空，毫無成見，因物付物，自無差忒矣。即如此症，用青龍湯者，知此義否？

非眞寒傷太陽經者，不可用麻黃、细辛。

以喘咳痰稀，不欲飲水，胸滿腹脹，舌白，定其爲伏濕痰飲所致。以脈緊無汗，爲遇寒而發，故用仲景先師辛溫甘酸之小青龍，外發寒而內蠲飲，龍行而火隨，故寒可去；龍動而水行，故飲可蠲。以自汗脈數（此因飲邪上衝肺氣之數，不可認爲火數），爲遇風而發，不可再行誤汗傷陽，使飲無畏忌，故去湯中之麻黃、细辛，發太陽、少陰之表者。倍桂枝以安其表。汗甚則以麻黃根收表踈之汗。夫根有歸束之義，麻黃能行太陽之表，即以其根歸束太陽之氣也。大汗出減乾薑者，畏其辛而致汗也。有汗去麻、辛不去乾薑者，乾薑根而中實，色黃而圓（土象也，土性緩），不比麻黃乾而中空，色青而直（木象也，木性急，乾薑豈性緩藥哉？較之麻黃爲緩耳。且乾薑得丙火煆煉而成，能守中陽；麻黃則纯行衛陽，故其剽急之性，遠甚於乾薑也），细辛细而辛竄，走絡最急也（且少陰經之報使，誤發少陰汗者，必伐血）。

小青龍湯方（辛甘復酸法）

麻黃（三錢，去節） 甘草（三錢，炙） 桂枝（五錢，去皮） 芍藥（三錢） 五味（二錢） 乾薑（三錢） 半夏（五錢） 细辛（二錢）

水八碗，先煮麻黃減一碗許，去上沫，內諸藥，煮取三碗，去滓，溫服一碗。得效，緩後服，不知，再服。

四十八 喘咳息促，吐稀涎，脈洪數，右大於左，喉啞，是爲熱飲，麻杏石甘湯主之。

《金匱》謂病痰飲者，當以溫藥和之。蓋飲屬陰邪，非溫不化，故飲病當溫者，十有八九，然當清者，亦有一二。如此證息促，知在上焦；涎稀，知非勞傷之咳，亦非火邪之但咳無痰而喉啞者可比；右大於左，纯然肺病，此乃飲邪隔拒，心火壅遏，肺氣不能下達。音出於肺，金實不鳴。故以麻黃中空而達外，杏仁中實而降裏，石膏辛淡性寒，質重而氣清輕，合麻杏而宣氣分之鬱熱，甘草之甘以緩急，補土以生金也。按此方，即大青龍之去桂枝、薑、棗者也。

麻杏石甘湯方（辛涼甘淡法）

麻黃（三錢，去節） 杏仁（三錢，去皮尖碾細） 石膏（三錢，碾） 甘草（二錢，炙）

水八杯，先煮麻黃，減二杯，去沫，內諸藥，煮取三杯，先服一杯，以喉亮爲度。

四十九　支飲不得息，葶藶大棗瀉肺湯主之。

支飲上擁胸膈，直阻肺氣，不令下降，呼息難通，非用急法不可。故以稟金火之氣，破癥瘕積聚，通利水道，性急之葶藶，急瀉肺中之壅塞；然其性剽悍，藥必入胃過脾，恐傷脾胃中和之氣，故以守中緩中之大棗，護脾胃而監製之，使不旁傷他臟。一急一緩，一苦一甘，相須成功也。

葶藶大棗瀉肺湯（苦辛甘法）

苦葶藶（三錢，炒香碾細） 大棗（五枚，去核）

水五杯，煮成二杯，分二次服，得效，減其製，不效，再作服，衰其大半而止。

五十　飲家反渴，必重用辛，上焦加乾薑、桂枝，中焦加枳實、橘皮，下焦加附子、生薑。

《金匱》謂乾薑、桂枝爲熱藥也，服之當遂渴，今反不渴者，飲也。是以不渴定其爲飲，人所易知也。又云『水在肺，其人渴』，是飲家亦有渴症，人所不知。今人見渴投涼，輕則用花粉、冬、地，重則用石膏、知母，全然不識病情。蓋火咳無痰，勞咳膠痰，飲咳稀痰，兼風寒則難出，不兼風寒則易出，深則難出，淺則易出。其在上焦也，欝遏肺氣，不能淸肅下降，反挾心火上升爍咽，渴欲飲水，愈飲愈渴，飲後水不得行，則愈飲愈咳，愈咳愈渴，明知其爲飲而渴也，用辛何妨？《內經》所謂辛能潤是也。以乾薑峻散肺中寒水之氣，而補肺金之體，使肺氣得宣，而渴止咳定矣。其在中焦也，水停心下，欝遏心氣不得下降，反來上爍咽喉，又格拒腎中眞液，不得上潮於喉，故嗌乾而渴也。重用枳實急通幽門，使水得下行而臟氣各安其位，各司其事，不渴不咳矣。其在下焦也，水欝膀胱，格拒眞水不得外滋上潮，且邪水旺一分，眞水反虧一分，藏眞水者，腎也，腎惡燥，又腎脈入心，由心入肺，從肺系上循喉嚨，平人之不渴者，全賴此脈之通調，開竅於舌下玉英、廉泉，今下焦水積而腎脈不得通調，故亦渴也。附子合生薑爲眞武法，補北方司水之神，使邪水暢流，而眞水滋生矣。大抵飲家當惡水，不渴者其病猶輕，渴者其病必重。如溫熱應渴，渴者猶輕，不渴者甚重，反象也。所謂加者，於應用方中，重加之也。

陰吹亦有受風而作者，然必先有畜濕在內。

五十一　飲家陰吹，脈弦而遲，不得固執《金匱》法，當反用之，橘半桂苓枳薑湯主之。

《金匱》謂陰吹正喧，豬膏髮煎主之。蓋以胃中津液不足，大腸津液枯槁，氣不後行，逼走前陰，故重用潤法，俾津液充足流行，濁氣仍歸舊路矣。若飲家之陰吹，則大不然。蓋痰飲蟠踞中焦，必有不寐、不食、不飢、不便、惡水等證，脈不數而遲弦，其爲非津液之枯槁，乃津液之積聚胃口可知。故用九竅不和，皆屬胃病例，峻通胃液下行，使大腸得胃中津液滋潤而病如失矣。此證係余治驗，故附錄於此，以開一條門徑。

橘半桂苓枳薑湯（苦辛淡法）

半夏（二兩）　小枳實（一兩）　橘皮（六錢）　桂枝（一兩）　茯苓塊（六錢）　生薑（六錢）

甘瀾水十碗，煮成四碗，分四次，日三夜一服，以愈爲度。愈後以溫中補脾，使飲不聚爲要。其下焦虛寒者，溫下焦。肥人用溫燥法，瘦人用溫平法。

按痰飲有四，除久留之伏飲，非因暑濕暴得者不議外；懸飲已見於伏暑例中，暑飲相搏，見上焦篇第二十九條；茲特補支飲、溢飲之由，及暑濕暴得者，望醫者及時去病，以免留伏之患。並補《金匱》所未及者二條，以開後學讀書之法。《金匱》溢飲條下，謂大青龍湯主之，小青龍湯亦主之。注家俱不甚晰，何以同一溢飲，而用寒用熱，兩不相伴哉？按大青龍有石膏、杏仁、生薑、大棗，而無乾薑、細辛、五味、半夏、白芍，蓋大青龍主脈洪數面赤喉啞之熱飲，小青龍主脈弦緊不渴之寒飲也。由此類推，『胸中有微飲，苓桂朮甘湯主之，

能從此等處留心，則學日進，所以讀書貴乎得間也。

腎氣丸亦主之』，苓桂朮甘，外飲治脾也；腎氣丸，內飲治腎也。再胸痺門中，『胸痺心中痞，留氣結在胸，胸滿，脇下逆搶心，枳實薤白湯主之，人參湯亦主之』，又何以一通一補，而主一胸痺乎？蓋胸痺因寒濕痰飲之實證，則宜通陽，補之不惟不愈，人參增氣且致喘滿；若無風寒痰飲之外因，不內外因，但係胸中清陽之氣不足而痺痛者，如苦讀書而妄想，好歌曲而無度，重傷胸中陽氣者，老人清陽日薄者，若再以薤白、瓜蔞、枳實，滑之，瀉之，通之，是速之成勞也，斷非人參湯不可。學者能從此類推，方不死於句下，方可與言讀書也。

五十二　**暴感寒濕成疝，寒熱往來，脈弦反數，舌白滑，或無苔不渴，當臍痛，或脇下痛，椒桂湯主之。**

此小邪中裏證也。疝，氣結如山也。此肝臟本虛，或素有肝鬱，或因暴怒，又猝感寒濕，秋月多得之。既有寒熱之表證，又有臍痛之裏證，表裏俱急，不得不用兩解。方以川椒、吳萸、小茴香直入肝臟之裏，又芳香化濁流氣；以柴胡從少陽領邪出表，病在肝治膽也；又以桂枝協濟柴胡者，病在少陰，治在太陽也，《經》所謂病在臟治其腑之義也，況又有寒熱之表證乎！佐以青皮、廣皮，從中達外，峻伐肝邪也；使以良薑，溫下焦之裏也，水用急流，驅濁陰使無留滯也。

椒桂湯方（苦辛通法）

川椒（六錢，炒黑）　桂枝（六錢）　良薑（三錢）　柴胡（六錢）　小茴香（四錢）　廣皮（三錢）　吳茱萸（四錢，泡淡）　青皮（三錢）

急流水八碗，煮成三碗，溫服一碗，覆被令微汗佳；不汗，服第二碗，接飲生薑湯促之；得汗，次早服第三碗，不必覆被再令汗。

五十三　寒疝脈弦緊，脇下偏痛發熱，大黃附子湯主之。

此邪居厥陰，表裏俱急，故用溫下法以兩解之也。脈弦爲肝鬱，緊，裏寒也；脇下偏痛，肝膽經絡爲寒濕所搏，鬱於血分而爲痛也；發熱者，膽因肝而鬱也。故用附子溫裏通陽，細辛暖水臟而散寒濕之邪；肝膽無出路，故用大黃，借胃腑以爲出路也；大黃之苦，合附子、細辛之辛，苦與辛合，能降能通，通則不痛也。

大黃附子湯方（苦辛溫下法）

大黃（五錢）　熟附子（五錢）　細辛（三錢）

水五杯，煮取兩杯，分溫二服（原方分量甚重，此則從時改輕，臨時對證斟酌）。

五十四　寒疝少腹或臍旁，下引睾丸，或掣脇，下掣腰，痛不可忍者，天臺烏藥散主之。

此寒濕客於肝腎小腸而爲病，故方用溫通足厥陰手太陽之藥也。烏藥祛膀胱冷氣，能消腫止痛；木香透絡定痛；青皮行氣伐肝；良薑溫臟劫寒；茴香溫關元，暖腰腎，又能透絡定痛；檳榔至堅，直達肛門散結氣，使堅者潰、聚者散，引諸藥逐濁氣，由肛門而出；川楝導小腸濕熱，由小便下行，炒以斬關奪門之巴豆，用氣味而不用形質，使巴豆帥氣藥散無形之寒，隨檳榔下出肛門；川楝得巴豆迅烈之氣，逐有形之濕，從小便而去，俾有形無形之結邪，一齊解散而病根拔矣。

按疝瘕之證尚多，以其因於寒濕，故因下焦寒濕而類及三條，畧示門徑，直接中焦篇腹滿腹痛等證。古人良法甚夥，而張子和專主於下，本之《金匱》病至其年月日時復發者當下之例，而方則從大黄附子湯悟入，並將淋、帶、痔瘡、癃閉等證，悉收入疝門，蓋皆下焦寒濕濕熱居多。而葉氏於婦科久病癥瘕，則以通補奇經，溫養肝腎爲主，蓋本之《內經》『任脈爲病，男子七疝，女子帶下瘕聚』也。此外良法甚多，學者當於各家求之，兹不備載。

天臺烏藥散方（苦辛熱急通法）

烏藥（五錢）　木香（五錢）　小茴香（五錢，炒黑）　良薑（五錢，炒）　青皮（五錢）　川楝子（十枚）　巴豆（七十二粒）　檳榔（五錢）

先以巴豆微打破，加麸數合，炒川楝子，以巴豆黑透爲度，去巴豆麸子不用，但以川楝同前藥爲極细末，黄酒和服一錢。不能飲者，薑湯代之。重者日再服，痛不可忍者，日三服。

濕溫

五十五　濕溫久羈，三焦瀰漫，神昏竅阻，少腹硬滿，大便不下，宣清導濁湯主之。

此濕久欝結於下焦氣分，閉塞不通之象，故用能升、能降、苦泄滯、淡滲濕之豬苓，合甘少淡多之茯苓，以滲濕利氣；寒水石色白性寒，由肺直達肛門，宣濕淸熱，蓋膀胱主氣化，肺開氣化之源，肺藏魄，肛門曰魄

自此以後二十三條，皆補前第四十二條之引而未發者，故另立一門，以見濕有寒熱之分，而濕溫變化無窮也。

門，肺與大腸相表裏之義也；晚蠶砂化濁中清氣，大凡肉體未有死而不腐者，蠶則殭而不腐，得清氣之纯粹者也，故其糞不臭不變色，得蠶之纯清，雖走濁道而清氣獨全，既能下走少腹之濁部，又能化濁濕而使之歸清，以已之正，正人之不正也，用晚者，本年再生之蠶，取其生化最速也；皂莢辛鹹性燥，入肺與大腸，金能退暑，燥能除濕，辛能通上下關竅，子更直達下焦，通大便之虛閉，合之前藥，俾欝結之濕邪，由大便而一齊解散矣。二苓、寒石，化無形之氣；蠶砂、皂子，逐有形之濕也。

宣清導濁湯（苦辛淡法）

豬苓（五錢）　茯苓（五錢）　寒水石（六錢）　晚蠶砂（四錢）　皂莢子（三錢，去皮）

水五杯，煮成兩杯，分二次服，以大便通快爲度。

五十六　濕凝氣阻，三焦俱閉，二便不通，半硫丸主之。

熱傷氣，濕亦傷氣者何？熱傷氣者，肺主氣而屬金，火剋金則肺所主之氣傷矣。濕傷氣者，肺主天氣，脾主地氣，俱屬太陰濕土，濕氣太過，反傷本臟化氣，濕久濁凝，至於下焦，氣不惟傷而且阻矣。氣爲濕阻，故二便不通，今人之通大便，悉用大黄，不知大黄性寒，主熱結有形之燥糞；若濕阻無形之氣，氣既傷而且阻，非溫補眞陽不可。硫黄熱而不燥，能疎利大腸，半夏能入陰，燥勝濕，辛下氣，溫開欝，三焦通而二便利矣。按上條之便閉，偏於濕重，故以行濕爲主；此條之便閉，偏於氣虛，故以補氣爲主。蓋腎司二便，腎中眞陽爲濕所困，久而彌虛，失其本然之職，故助之以硫黄；肝主疎泄，風濕相爲勝負，風勝則濕行，濕凝則風息，而失其疎泄之能，故通之以半夏。若濕盡熱結，實有燥糞不下，則又不能不用大黄矣。學者詳審其證可也。

半硫丸（酸辛溫法）

石硫黄（硫黄有三種：土黄、水黄、石黄也。入藥必須用產於石者。土黄土紋，水黄直絲，色皆滯暗而臭；惟石硫黄方棱石紋而有寶光不臭，仙家謂之黄礬，其形大勢如礬。按硫黄感日之精，聚土之液，相結而成。生於艮土者佳，艮土者，少土也，其色晶瑩，其氣清而毒小。生於坤土者惡，坤上者，老土也，穢濁之所歸也，其色板滯，其氣濁而毒重，不堪入藥，只可作火藥用。石黄產於外洋，來自舶上，所謂倭黄是也。入萊菔內煮六時則毒去）半夏（製）

右二味，各等分爲细末，蒸餅爲丸梧子大，每服一二錢，白開水送下（按半硫丸通虛閉，若久久便溏，服半硫丸亦能成條，皆其補腎燥濕之功也）。

五十七　濁濕久留，下注於肛，氣閉肛門墜痛，胃不喜食，舌苔腐白，术附湯主之。

此濁濕久留腸胃，致腎陽亦困，而肛門墜痛也。肛門之脈曰尻，腎虛則痛，氣結亦痛。但氣結之痛有二：寒濕、熱濕也。熱濕氣實之墜痛，如滯下門中用黄連、檳榔之證是也。此則氣虛而爲寒濕所閉，故以參、附峻補腎中元陽之氣，薑、术補脾中健運之氣，朴、橘行濁濕之滯氣，俾虛者充，閉者通，濁者行，而墜痛自止，胃開進食矣。按肛痛有得之大恐或房勞者，治以參、鹿之屬，證屬虛勞，與此對勘，故並及之。再此條應入寒濕門，以與上三條有互相發明之妙，故列於此，以便學者之觸悟也。

朮附湯方（苦辛溫法）

生茅朮（五錢）　人參（二錢）　厚朴（三錢）　生附子（三錢）　炮薑（三錢）　廣皮（三錢）

水五杯，煮成兩杯，先服一杯；約三時，再服一杯，以肛痛愈爲度。

五十八　瘧邪久羈，因瘧成勞，謂之勞瘧；絡虛而痛，陽虛而脹，脇有瘧母，邪留正傷，加味異功湯主之。

此證氣血兩傷，《經》云『勞者溫之』，故以異功溫補中焦之氣，歸、桂合異功溫養下焦之血，以薑、棗調和營衛，使氣血相生而勞瘧自愈。此方補氣，人所易見，補血人所不知，《經》謂『中焦受氣，取汁變化而赤，是謂血』，凡陰陽兩傷者，必於氣中補血，定例也。

加味異功湯方（辛甘溫陽法）

人參（三錢）　當歸（一錢五分）　肉桂（一錢五分）　炙甘草（二錢）　茯苓（三錢）　於朮（三錢，炒焦）　生薑（三錢）　大棗（二枚，去核）　廣皮（二錢）

水五杯，煮成兩杯，渣再煮一杯，分三次服。

五十九　瘧久不解，脇下成塊，謂之瘧母，鱉甲煎丸主之。

瘧邪久擾，正氣必虛，清陽失轉運之機，濁陰生竊踞之漸，氣閉則痰凝血滯，而塊勢成矣。脇下乃少陽厥陰所過之地，按少陽、厥陰爲樞，瘧不離乎肝膽，久擾則臟腑皆困，轉樞失職，故結成積塊，居於所部之分。謂之瘧母者，以其由瘧而成，且無已時也。按《金匱》原文：『病瘧以月一日發，當以十五日愈；設不瘥，當月盡解；如其不瘥，當云何？此結爲癥瘕，名曰瘧母，急治之，宜鱉甲煎丸。』蓋人身之氣血與天地相應，故瘧邪之著於人身也，其盈縮進退，亦必與天地相應。如月一日發者，發於黑晝月廓空時，氣之虛也，當俟十五日愈。五者，生數之終；十者，成數之極；生成之盈數相會，五日一元，十五日三元一周；一氣來復，白晝月月滿之時，天氣實而人氣復，邪氣退而病當愈，設不瘥，必俟天氣再轉，當於月盡解。如其不瘥，又當云何？然月自虧而滿，陰已盈而陽已縮；自滿而虧，陽已長而陰已消；天地陰陽之盈縮消長已周，病尚不愈，是本身之氣血，不能與天地之化機相爲流轉，日久根深，牢不可破，故宜急治也。

鱉甲煎丸方

鱉甲（十二分，炙）　烏扇（三分，燒）　黃芩（三分）　柴胡（六分）　鼠婦（三分，熬）　乾薑（三分）　大黃（三分）　芍藥（五分）　桂枝（三分）　葶藶（一分，熬）　石韋（三分，去毛）　厚朴（三分）　牡丹皮（五分）　瞿麥（二分）　紫葳（三分）　半夏（一分）　人参（一分）　䗪蟲（五分，熬）　阿膠（三分，炒）　蜂窩（四分，炙）　赤硝（十二分）　蜣螂（六分，熬）　桃仁（二分）

右二十三味，爲細末。取煅竈下灰一閂，清酒一斛五閂，浸灰，俟酒盡一半，煮鱉甲於中，煮令泛爛如膠漆，絞取汁，納諸藥煎爲丸，如梧子大。空心服七丸，日三服。

〔方論〕此辛苦通降，鹹走絡法。鱉甲煎丸者，君鱉甲而以煎成丸也，與他丸法迥異，故曰煎丸。方以鱉甲爲君者，以鱉甲守神入裏，專入肝經血分，能消癥瘕，領帶四蟲，深入臟絡，飛者升，走者降，飛者兼走絡中氣分，走者纯走絡中血分。助以桃仁、丹皮、紫葳之破滿行血，副以葶藶、石韋、瞿麥之行氣滲濕，臣以小柴胡、桂枝二湯，總去三陽經未結之邪；大承氣急驅入腑已結之渣滓；佐以人參、乾薑、阿膠，護養鼓蕩氣血之正，俾邪無容留之地，而深入臟絡之病根拔矣。按小柴胡湯中有甘草，大承氣湯中有枳實，仲景之所以去甘草，畏其太緩，凡走絡藥不須守法；去枳實，畏其太急而直走腸胃，亦非絡藥所宜也。

六十　太陰三瘧，腹脹不渴，嘔水，溫脾湯主之。

三瘧本係深入臟眞之痼疾，往往經年不愈，現脾胃症，猶屬稍輕。腹脹不渴，脾寒也，故以草果溫太陰獨勝之寒，輔以厚朴消脹。嘔水者，胃寒也，故以生薑降逆，輔以茯苓滲濕而養正。蜀漆乃常山苗，其性急走瘧邪，導以桂枝，外達太陽也。

溫脾湯方（苦辛溫裏法）

草果（二錢）　桂枝（三錢）　生薑（五錢）　茯苓（五錢）　蜀漆（三錢，炒）　厚朴（三錢）

水五杯，煮取兩杯，分二次溫服。

六十一　少陰三瘧，久而不愈，形寒嗜臥，舌淡脈微，發時不渴，氣血兩虛，扶陽湯主之。

《瘧論篇》：黄帝問曰：時有間二日，或至數日發，或渴或不渴，其故何也？岐伯曰：其間日者，邪氣客於六腑，而有時與衛氣相失，不能相得，故休數日乃作也。瘧者，陰陽更勝也。或甚或不甚，故或渴或不渴。《刺瘧篇》曰：足少陰之瘧，令人嘔吐甚，多寒熱，熱多寒少，欲閉戶牖而處，其病難已。夫少陰瘧，邪入至深，本難速已；三瘧又係積重難反，與衛氣相失之證，久不愈，其常也。既已久不愈矣，氣也血也，有不隨時日耗散也哉！形寒嗜臥，少陰本證，舌淡脈微不渴，陽微之象。故以鹿茸爲君，峻補督脈，一者八脈麗於肝腎，少陰虛，則八脈亦虛；一者督脈總督諸陽，爲衛氣之根本。人參、附子、桂枝，隨鹿茸而峻補太陽，以實衛氣；當歸隨鹿茸以補血中之氣，通陰中之陽；單以蜀漆一味，急提難出之瘧邪，隨諸陽藥努力奮爭，由衛而出。陰臟陰證，故湯以扶陽爲名。

扶陽湯（辛甘溫陽法）

鹿茸（五錢，生銼末，先用黄酒煎得）　熟附子（三錢）　人參（二錢）　粗桂枝（三錢）　當歸（二錢）　蜀漆（三錢，炒黑）

水八杯，加入鹿茸酒，煎成三小杯，日三服。

六十二　厥陰三瘧，日久不已，勞則發熱，或有痞結，氣逆欲嘔，減味烏梅圓法主之。

凡厥陰病甚，未有不犯陽明者。邪不深不成三瘧，三瘧本有難已之勢，既久不已，陰陽兩傷。勞則內發熱者，陰氣傷也；痞結者，陰邪也；氣逆欲嘔者，厥陰犯陽明，而陽明之陽將憊也。故以烏梅圓法之剛柔並用，柔以救陰，而順厥陰剛臟之體，剛以救陽，而充陽明陽腑之體也。

減味烏梅圓法（酸苦爲陰，辛甘爲陽復法）

（以下方中多無分量，以分量本難預定，用者臨時斟酌可也）

半夏、黄連、乾薑、吴萸、茯苓、桂枝、白芍、川椒（炒黑）烏梅

按瘧痢兩門，日久不治，暑濕之邪，與下焦氣血混處者，或偏陰、偏陽、偏剛、偏柔；或宜補、宜瀉、宜通、宜澀；或從太陰，或從少陰，或從厥陰，或護陽明，其證至雜至多，不及備載。本論原爲温暑而設，附錄數條於濕温門中者，以見瘧痢之原起於暑濕，俾學者識得源頭，使雜症有所統屬，粗具規模而已。欲求美備，勤繹各家。

六十三　酒客久痢，飲食不減，茵陳白芷湯主之。

久痢無他證，而且能飲食如故，知其病之未傷臟眞胃土，而在腸中也；痢久不止者，酒客濕熱下注，故

以風藥之辛，佐以苦味入腸，芳香涼淡也。蓋辛能勝濕而升脾陽，苦能滲濕清熱，芳香悅脾而燥濕，涼能清熱，淡能滲濕也，俾濕熱去而脾陽升，痢自止矣。

茵陳白芷湯方（苦辛淡法）

綿茵陳　白芷　北秦皮　茯苓皮　黄柏　藿香

六十四　老年久痢，脾陽受傷，食滑便溏，腎陽亦衰，雙補湯主之。

老年下虛久痢，傷脾而及腎，食滑便溏，亦係脾腎兩傷。無腹痛、肛墜、氣脹等證，邪少虛多矣。故以人參、山藥、茯苓、蓮子、芡實甘溫而淡者補脾滲濕，再蓮子、芡實水中之穀，補土而不克水者也；以補骨、蓯蓉、巴戟、菟絲、覆盆、萸肉、五味酸甘微辛者，升補腎臟陰中之陽，而兼能益精氣安五臟者也。此條與上條當對看。上條以酒客久痢，臟眞未傷而濕熱尚重，故雖日久仍以清熱滲濕爲主；此條以老年久痢，濕熱無多而臟眞已歉，故雖滯下不淨，一以補臟固正，立法於此，亦可以悟治病之必先識證也。

雙補湯方（復方也，法見注中）

人参　山藥　茯苓　蓮子　芡實　補骨脂　蓯蓉　萸肉　五味子　巴戟天　菟絲子　覆盆子

六十五　久痢小便不通，厭食欲嘔，加減理陰煎主之。

此由陽而傷及陰也。小便不通，陰液涸矣；厭食欲嘔，脾胃兩陽敗矣。故以熟地、白芍、五味收三陰之陰，附子通腎陽，炮薑理脾陽，茯苓理胃陽也。按原方通守兼施，剛柔互用，而名理陰煎者，意在偏護陰也。熟地守下焦血分，甘草守中焦氣分，當歸通下焦血分，炮薑通中焦氣分，蓋氣能統血，由氣分之通，及血分之守，此其所以爲理也。此方去甘草、當歸，加白芍、五味、附子、茯苓者，爲其厭食欲嘔也。若久痢陽不見傷，無食少欲嘔之象，但陰傷甚者，又可以去剛增柔矣。用成方總以活潑流動，對症審藥爲要。

加減理陰煎方（辛淡爲陽酸甘化陰復法。凡復法，皆久病未可以一法了事者）

熟地　白芍　附子　五味　炮薑　茯苓

六十六　久痢帶瘀血，肛中氣墜，腹中不痛，斷下滲濕湯主之。

此澀血分之法也。腹不痛，無積滯可知，無積滯，故用澀也。然腹中雖無積滯，而肛門下墜，痢帶瘀血，是氣分之濕熱久而入於血分，故重用樗根皮之苦燥濕、寒勝熱、澀以斷下，專入血分而澀血爲君；地榆得先春之氣、木火之精，去瘀生新；茅朮、黃柏、赤苓、豬苓開膀胱，使氣分之濕熱，由前陰而去，不致遺留於血分也；查肉亦爲化瘀而設，銀花爲敗毒而然。

斷下滲濕湯方（苦辛淡法）

樗根皮（一兩，炒黑）　生茅朮（一錢）　生黃柏（一錢）　地榆（一錢五分，炒黑）　查肉（三錢，炒黑）　銀花（一錢五分，炒黑）　赤苓（三

錢）豬苓（一錢五分）

水八杯，煮成三杯，分三次服。

六十七　下痢無度，脈微细，肢厥，不進食，桃花湯主之。

此澀陽明陽分法也。下痢無度，關閘不藏；脈微细肢厥，陽欲脱也。故以赤石脂急澀下焦，粳米合石脂堵截陽明，乾薑溫裏而回陽，俾痢止則陰留，陰留則陽斯戀矣。

桃花方（方法見溫熱下焦篇）

六十八　久痢，陰傷氣陷，肛墜尻酸，地黃餘糧湯主之。

此澀少陰陰分法也。肛門墜而尻脈酸，腎虛而津液消亡之象。故以熟地、五味補腎而酸甘化陰；餘糧固澀下焦，而酸可除，墜可止，痢可愈也（按石脂、餘糧，皆係石藥而性澀，桃花湯用石脂不用餘糧，此則用餘糧而不用石脂。蓋石脂甘溫，桃花溫劑也；餘糧甘平，此方救陰劑也，無取乎溫，而有取乎平也）。

地黃餘糧湯方（酸甘兼澀法）

熟地黃　禹餘糧　五味子

六十九　久痢傷腎，下焦不固，腸膩滑下，納穀運遲，三神丸主之。

此澀少陰陰中之陽法也。腸膩滑下，知下焦之不固；納穀運遲，在久痢之後，不惟脾陽不運，而腎中眞陽亦衰矣。故用三神丸溫補腎陽，五味兼收其陰，肉果澀自滑之脫也。

三神丸方（酸甘辛溫兼澀法，亦復方也）

五味子　補骨脂　肉果（去淨油）

七十　久痢傷陰，口渴舌乾，微熱微咳，人參烏梅湯主之。

口渴微咳於久痢之後，無濕熱客邪款證，故知其陰液太傷，熱病液涸，急以救陰爲務。

人參烏梅湯（酸甘化陰法）

人參、蓮子（炒）　炙甘草　烏梅　木瓜　山藥

按此方於救陰之中，仍然兼護脾胃。若液虧甚而土無他病者，則去山藥、蓮子，加生地、麥冬，又一法也。

七十一　痢久陰陽兩傷，少腹肛墜，腰胯脊髀酸痛，由臟腑傷及奇經，參茸湯主之。

少腹墜，衝脈虛也；肛墜，下焦之陰虛也；腰、腎之腑也，胯、膽之穴也（謂環跳），脊、太陽夾督脈之部也，

髀、陽明部也，俱酸痛者，由陰絡而傷及奇經也。參補陽明，鹿補督脈，歸、茴補衝脈，菟絲、附子升少陰，杜仲主腰痛，俾八脈有權，肝腎有養，而痛可止，墜可升提也。

參茸湯（辛甘溫法）

人參　鹿茸　附子　當歸（炒）　茴香（炒）　菟絲子　杜仲

按此方雖曰陰陽兩補，而偏於陽。若其人但墜而不腰脊痛，偏於陰傷多者，可於本方去附子加補骨脂，又一法也。

七十二　久痢傷及厥陰，上犯陽明，氣上撞心，飢不欲食，乾嘔腹痛，烏梅圓主之。

肝爲剛臟，內寄相火，非纯剛所能折；陽明腑，非剛藥不復其體。仲景厥陰篇中，列烏梅圓治木犯陽明之吐蛔，自註曰：又主久痢方。然久痢之症不一，亦非可一概用之者也。葉氏於木犯陽明之瘧痢，必用其法而化裁之，大抵柔則加白芍、木瓜之類，剛則加吴萸、香附之類，多不用桂枝、细辛、黄柏，其與久痢纯然厥陰見證，而無犯陽明之嘔而不食撞心者，則又纯乎用柔，是治厥陰久痢之又一法也。按瀉心寒熱並用，而烏梅圓則又寒熱剛柔並用矣。蓋瀉心治胸膈間病，猶非纯在厥陰也，不過肝脈絡胸耳。若烏梅圓則治厥陰，防少陽，護陽明之全劑。

烏梅圓方（酸甘辛苦復法。酸甘化陰，辛苦通降，又辛甘爲陽，酸苦爲陰）

烏梅　细辛　乾薑　黄連　當歸　附子　蜀椒（炒焦去汗）　桂枝　人參　黄柏

此烏梅圓本方也。獨無論者，以前賢名註林立，茲不再贅。分量製法，悉載《傷寒論》中。

七十三　休息痢經年不愈，下焦陰陽皆虚，不能收攝，少腹氣結，有似癥瘕，參芍湯主之。

休息痢者，或作或止，止而復作，故名休息，古稱難治。所以然者，正氣尚旺之人，即受暑、濕、水、穀、血、食之邪太重，必日數十行，而爲脹、爲痛、爲裏急後重等證，必不或作或輟也。其成休息證者，大抵有二，皆以正虚之故。一則正虚留邪在絡，至其年月日時復發，而見積滯腹痛之實證者，可遵仲景凡病至其年月日時復發者當下之例，而用少少温下法，兼通絡脈，以去其隱伏之邪；或丸藥緩攻，俟積盡而即補之；或攻補兼施，中下並治，此虚中之實證也。一則纯然虚證，以痢久滑泄太過，下焦陰陽兩傷，氣結似乎癥瘕，而實非癥瘕，舍温補其何從！故以參、苓、炙草守補中焦，參、附固下焦之陽，白芍、五味收三陰之陰，而以少陰爲主，蓋腎司二便也。湯名參芍者，取陰陽兼固之義也。

參芍湯方（辛甘爲陽酸甘化陰復法）

人參　白芍　附子　茯苓　炙甘草　五味子

七十四　噤口痢，熱氣上衝，腸中逆阻似閉，腹痛在下尤甚者，白頭翁湯主之。

此噤口痢之實證，而偏於熱重之方也。

白頭翁湯（方注見前）

七十五　噤口痢，左脈细數，右手脈弦，乾嘔腹痛，裹急後重，積下不爽，加減瀉心湯主之。

此亦噤口痢之實證，而偏於濕熱太重者也。脈细數，溫熱著裏之象；右手弦者，木入土中之象也。故以瀉心去守中之品，而補以運之，辛以開之，苦以降之；加銀花之敗熱毒，查炭之克血積，木香之通氣積，白芍以收陰氣，更能於土中拔木也。

加減瀉心湯方（苦辛寒法）

川連　黄芩　乾薑　銀花　查炭　白芍　木香汁

七十六　噤口痢，嘔惡不饑，積少痛緩，形衰脈弦，舌白不渴，加味參苓白术散主之。

此噤口痢邪少虚多，治中焦之法也。積少痛緩，則知邪少；舌白者無熱；形衰不渴，不饑不食，則知胃關欲閉矣；脈弦者，《金匱》謂弦則爲減，蓋謂陰精陽氣俱不足也。《靈樞》謂諸小脈者，陰陽形氣俱不足，勿取以針，調以甘藥也。仲景實本於此而作建中湯，治諸虚不足，爲一切虚勞之祖方。李東垣又從此化出補中益氣、升陽益氣、清暑益氣等湯，皆甘溫除大熱法，究不若建中之纯，蓋建中以德勝，而補中以才勝者也。調以甘藥者，十二經皆秉氣於胃，胃復則十二經之諸虛不足，皆可復也。葉氏治虛多脈弦之噤口痢，仿古之參苓白术散而加之者，亦同諸虛不足調以甘藥之義，又從仲景、東垣兩法化出，而以急復胃氣爲要者也。

加味參苓白术散方（本方甘淡微苦法，加則辛甘化陽，芳香悅脾，微辛以通，微苦以降也）

人參（二錢） 白术（一錢五分，炒焦） 茯苓（一錢五分） 扁豆（二錢，炒） 薏仁（一錢五分） 桔梗（一錢） 砂仁（七分，炒） 炮薑（一錢） 肉豆蔻（一錢） 炙甘草（五分）

共爲極细末，每服一錢五分，香粳米湯調服，日二次。

〔方論〕參苓白术散原方，兼治脾胃，而以胃爲主者也，其功但止土虛無邪之泄瀉而已。此方則通宣三焦，提上焦，澀下焦，而以醒中焦爲要者也。參、苓、白术加炙草，則成四君矣。按四君以參、苓爲胃中通藥，胃者腑也，腑以通爲補也；白术、炙草，爲脾經守藥，脾者臟也，臟以守爲補也。茯苓淡滲，下達膀胱，爲通中之通；人參甘苦，益肺胃之氣，爲通中之守；白术苦能滲濕，爲守中之通；甘草纯甘，不兼他味，又爲守中之守也，合四君爲脾胃兩補之方。加扁豆、薏仁以補肺胃之體，炮薑以補脾腎之用；桔梗從上焦開提清氣，砂仁、肉蔻從下焦固澀濁氣，二物皆芳香能澀滑脱，而又能通下焦之鬱滯，兼醒脾陽也。爲末，取其留中也；引以香粳米，亦以其芳香悅土，以胃所喜爲補也。上下斡旋，無非冀胃氣漸醒，可以轉危爲安也。

七十七　噤口痢，胃關不開，由於腎關不開者，肉蓯蓉湯主之。

此噤口痢邪少虛多，治下焦之法也。蓋噤口日久，有責在胃者，上條是也；亦有由於腎關不開，而胃關愈閉者，則當以下焦爲主。方之重用蓯蓉者，以蓯蓉感馬精而生，精血所生之草而有肉者也。馬爲火畜，精爲水陰，稟少陰水火之氣而歸於太陰坤土之藥，其性溫潤平和，有從容之意，故得從容之名，補下焦陽中之陰有殊功。《本經》稱其強陰益精，消癥瘕，強陰者，火氣也，益精者，水氣也，癥瘕乃氣血積聚有形之邪，水火既濟，中土氣盛，而積聚自消。茲以噤口痢陰陽俱損，水土兩傷，而又滯下之積聚未清，蓯蓉乃確當之品也；佐以附子補陰中之陽，人參、乾薑補土，當歸、白芍補肝腎，芍用桂製者，恐其呆滯，且束入少陰血分也。

肉蓯蓉湯（辛甘法）

肉蓯蓉（一兩，泡淡）　附子（二錢）　人參（二錢）　乾薑炭（二錢）　當歸（二錢）　白芍（三錢，肉桂湯浸炒）

水八杯，煮取三杯，分三次緩緩服，胃稍開，再作服。

秋燥

七十八　燥久傷及肝腎之陰，上盛下虛，晝涼夜熱，或乾咳，或不咳，甚則痙厥者，三甲復脈湯主之，定風珠亦主之，專翕大生膏亦主之。

腎主五液而惡燥，或由外感邪氣久羈而傷及腎陰，或不由外感而內傷致燥，均以培養津液爲主。肝木全賴腎水滋養，腎水枯竭，肝斷不能獨治，所謂乙癸同源，故肝腎並稱也。三方由淺入深，定風濃於復脈，皆用

[Margin note] 此方不專治前證也，凡上實下虛，腎液不足及婦人血海枯乾，八脈傷損等證。胥可以治之，其用宏矣。

湯，從急治。專翕取乾坤之靜，多用血肉之品，熬膏爲丸，從緩治。蓋下焦深遠，草木無情，故用有情緩治。再暴虛易復者，則用二湯；久虛難復者，則用專翕。專翕之妙，以下焦喪失皆腥臭脂膏，卽以腥臭脂膏補之，較之丹溪之知柏地黃，云治雷龍之火而安腎燥，明眼自能辨之。蓋凡甘能補，凡苦能瀉，獨不知苦先入心，其化以燥乎！再雷龍不能以剛藥直折也，腎水足則靜，自能安其專翕之性；腎水虧則動而躁，因燥而躁也。善安雷龍者，莫如專翕，觀者察之。

三甲復脈湯、定風珠（並見前）

專翕大生膏（酸甘鹹法）

人參（二觔，無力者以製洋參代之） 茯苓（二觔） 龜板（一觔，另熬膠） 烏骨雞（一對） 鱉甲（一觔，另熬膠） 牡蠣（一觔） 鮑魚（二觔） 海參（二觔） 白芍（二觔） 五味子（半觔） 萸肉（半觔） 羊腰子（八對） 豬脊髓（一觔） 雞子黃（二十圓） 阿膠（二觔） 蓮子（二觔） 芡實（三觔） 熟地黃（三觔） 沙苑蒺藜（一觔） 白蜜（一觔） 枸杞子（一觔，炒黑）

右藥分四銅鍋（忌鐵器，攪用銅勺），以有情歸有情者二，無情歸無情者二，文火細煉三晝夜，去渣；再熬六晝夜；陸續合爲一鍋，煎煉成膏，末下三膠，合蜜和勻，以方中有粉無汁之茯苓、白芍、蓮子、芡實爲細末，合膏爲丸。每服二錢，漸加至三錢，日三服，約一日一兩，期年爲度。每殞胎必三月，肝虛而熱者，加天冬一觔，桑寄生一觔，同熬膏，再加鹿茸二十四兩爲末（本方以陰生於八，成於七，故用三七二十一之奇方，守陰也。加方用陽生於七，成於八，三八二十四之偶方，以生胎之陽也。古法通方多用偶，守法多用奇，陰陽互也）。

徵按：此集始於銀翹散之清芬，终於專翕膏之濁臭，本乎天者親上，本乎地者親下，則各從其類也。後之覽者，亦可以悟三焦大意矣。

陰陽配對，疎發致汗之由與不汗之由，可汗之由與不可汗之由，二千餘年以來，不斷之疑案至今始定。

卷四

問心堂溫病條辨襍說

汪瑟菴先生參訂　吳瑭鞠通氏著

徵以園先生同參　受業姪嘉會校字

朱武曹先生點評　男廷蓮同校

汗論

汗也者，合陽氣陰精蒸化而出者也。《內經》云：人之汗，以天地之雨名之。蓋汗之爲物，以陽氣爲運用，以陰精爲材料。陰精有餘，陽氣不足，則汗不能自出，不出則死；陽氣有餘，陰精不足，多能自出，再發則痙，痙亦死；或熏灼而不出，不出亦死也。其有陰精有餘，陽氣不足，又爲寒邪肅殺之氣所搏，不能自出者，必用辛溫味薄急走之藥，以運用其陽氣，仲景之治傷寒是也。傷寒一書，始終以救陽氣爲主。其有陽氣有餘，陰精不足，又爲溫熱升發之氣所鑠，而汗自出，或不出者，必用辛涼以止其自出之汗，用甘涼甘潤培養其陰精爲材料，以爲正汗之地，本論之治溫熱是也。本論始終以救陰精爲主。此傷寒所以不可不發汗，溫熱病斷不可發汗之大較也。唐宋以來，多昧於此，是以人各著一傷寒書，而病溫熱者之禍亟矣。嗚呼！天道歟？抑人事歟？

方中行先生或問六氣論

原文云：或問天有六氣，風、寒、暑、濕、燥、火，風、寒、暑、濕，《經》皆揭病出條例以立論，而不揭燥火，燥火無病可論乎？曰：《素問》言春傷於風，夏傷於暑，秋傷於濕，冬傷於寒者，蓋以四氣之在四時，各有專令，故皆專病也。燥火無專令，故不專病，而寄病於百病之中，猶土無正位，而寄王於四時辰戌丑未之末。不揭者，無病無燥火也。愚按此論，牽強臆斷，不足取信，蓋信經太過則鑿之病也。春風，夏火，長夏濕土，秋燥，冬寒，此所謂播五行於四時也。《經》言先夏至爲病溫，即火之謂；夏傷於暑，指長夏中央土而言也；秋傷於濕，指初秋而言，乃上令濕土之氣，流行未盡。蓋天之行令，每微於令之初，而盛於令之末；至正秋傷燥，想代遠年湮，脫簡故耳。喻氏補之誠是，但不當硬改經文，已詳論於下焦寒濕第四十七條中。今乃以土寄王四時比燥火，則謬甚矣。夫寄王者，濕土也，豈燥火哉！以先生之高明，而於六氣乃昧昧焉，亦千慮之失矣。

傷寒注論

仲祖《傷寒論》，誠爲金科玉律，奈注解甚難。蓋代遠年湮，中間不無脫簡，又爲後人妄增，斷不能起仲景於九原而問之，何條在先，何條在後，何處尚有若乾文字，何處係後人僞增，惟有闕疑闕殆，擇其可信者而從之，不可信者而考之已爾。創斯註者，則有林氏、成氏，大抵隨文順解，不能透發精義，然創始實難，不從來著作家多犯此病。

爲無功。有明中行方先生，實能苦心力索，暢所欲言，溯本探微，闡幽發秘，雖未能處處合拍，而大端已具。喻氏起而作《尚論》，補其闕畧，發其所未發，亦誠仲景之功臣也；然除卻心解數處，其大端亦從方論中來，不應力詆方氏。北海林先生，刻方氏前條辨，附刻《尚論篇》，歷數喻氏僭竊之罪，條分而暢評之。喻氏之後，又有高氏，註尚論發明，亦有心得可取處，其大端暗竊方氏，明尊喻氏，而又力詆喻氏，如喻氏之於方氏也。北平劉覺葊先生起而證之，亦如林北海之證《尚論》者然，公道自在人心也。其他如鄭氏、程氏之後條辨，無足取者，明眼人自識之。舒馳遠之集註，一以喻氏爲主，兼引程郊倩之後條辨，雜以及門之論斷，若不知有方氏之前條辨者，遂以喻氏竊方氏之論，直謂爲喻氏書矣。此外有沈目南註，張隱菴集註，程雲來集註，皆可閱。至慈谿柯韻伯註傷寒論著《來蘇集》，聰明才辨，不無發明，可供採擇；然其自序中謂大青龍一證，方喻之註大錯，目之曰鄭聲，曰楊墨，及取三註對勘，虛中切理而細繹之，柯註謂風有陰陽，汗出脈緩之桂枝證，是中鼓動之陽風；汗不出脈緊煩躁之大青龍證，是中凜冽之陰風。試問中鼓動之陽風者，而主以桂枝辛甘溫法，置《內經》風淫於內，治以辛涼，佐以苦甘之正法于何地？仲景自序云『撰用《素問》《九卷》』，反背《素問》而立法耶？且以中鼓動之陽風者，主以甘溫之桂枝，中凜冽之陰風者，反主以寒涼之石膏，有是理乎？其註煩躁，又曰熱淫於內，則心神煩擾；風淫於內，故手足躁亂（方先生原註：風爲煩，寒則躁）。既曰凜冽陰風，又曰熱淫於內，有是理乎？種種矛盾，不可枚舉。方氏立風傷衛，寒傷營，風寒兩傷營衛，吾不敢謂卽仲景之本來面目；然欲使後學眉目清楚，不爲無見。如柯氏之所序，亦未必卽仲景之心法，而高於方氏也。其刪改原文處，多逞恃才氣者多武斷。

仁人之言，其利溥哉。

臆說，不若方氏之纯正矣。且方氏創通大義，其功不可沒也。喻氏、高氏、柯氏，三子之於方氏，補偏救弊，其卓識妙悟，不無可取，而獨惡其自高己見，各立門戶，務掩前人之善耳。後之學者，其各以明道濟世爲急，毋以爭名競勝爲心，民生幸甚。

汪按：分風寒營衛三法，始於成氏，未爲甚非。至方氏始各立疆界，喻氏並將溫病小兒分爲三法，則愈失愈遠矣。

風論

《內經》曰：風爲百病之長。又曰：風者善行而數變。夫風何以爲百病之長乎？《大易》曰：元者善之長也。蓋冬至四十五日，以後夜半少陽起而立春，于立春前十五日交大寒節，而厥陰風木行令，所以疎泄一年之陽氣，以佈德行仁，生養萬物者也。故王者功德既成以後，製禮作樂，舞八佾而宣八風，所謂四時和，八風理，而民不夭折。風非害人者也，人之腠理密而精氣足者，豈以是而病哉！而不然者，則病斯起矣。以天地生生之具，反爲人受害之物，恩極大而害亦廣矣。蓋風之體不一，而風之用有殊。春風自下而上，夏風橫行空中，秋風自上而下，冬風刮地而行。其方位也，則有四正四隅，此方位之合於四時八節也。立春起艮方，從東北隅而來，名之曰條風，八節各隨其方而起，常理也。如立春起坤方，謂之衝風，又謂之虛邪賊風，爲其乘月建之虛，則其變也。春初之風，則夾寒水之母氣；春末之風，則帶火熱之子氣；夏初之風，則木氣未盡，而炎火漸生；

所謂土兼五行也。

醫不講化氣，不可與言治病用藥。

長夏之風，則挾暑氣、濕氣、木氣（未爲木庫），大雨而後暴涼，則挾寒水之氣；久晴不雨，以其近秋也，而先行燥氣，是長夏之風，無所不兼，而人則無所不病矣。初秋則挾濕氣，季秋則兼寒水之氣，所以報冬氣也。初冬猶兼燥金之氣，正冬則寒水本令，而季冬又報來春風木之氣，紙鳶起矣。再由五運六氣而推，大運如甲己之歲，其風多兼濕氣；一年六氣中，客氣所加何氣，則風亦兼其氣而行令焉。然則五運六氣非風不行，風也者，六氣之帥也，諸病之領袖也，故曰：百病之長也。其數變也奈何？如夏日早南風，少移時則由西而北而東，方南風之時，則晴而熱，由北而東，則雨而寒矣。四時皆有早暮之變，不若夏日之數而易見耳。夫夏日曰長曰化，以盛萬物也，而病亦因之而盛，《陰符》所謂害生於恩也。無論四時之風，皆帶涼氣者，木以水爲母也；轉化轉熱者，木生火也；且其體無微不入，其用無處不有，學者誠能體察風之體用，而於六淫之病，思過半矣。前人多守定一桂枝，以爲治風之祖方；下此則以羌、防、柴、葛爲治風之要藥，皆未體風之情，與《内經》之精義者也。桂枝湯在傷寒書内，所治之風，風兼寒者也，治風之變法也，若風之不兼寒者，則從《内經》風淫於内，治以辛涼，佐以苦甘，治風之正法也。以辛涼爲正而甘溫爲變者何？風者木也，辛涼者金氣，金能製木故也。風轉化轉熱，辛涼苦甘則化涼氣也。

醫書亦有經子史集論

儒書有經子史集，醫書亦有經子史集。《靈樞》《素問》《神農本經》《難經》《傷寒論》《金匱玉函經》，此是初春畏寒之症，即以桂枝鼓動微陽。

爲醫門之經；而諸家註論、治驗、類案、本草、方書等，則醫之子、史、集也。經細而子、史、集粗，經纯而子、史、集雜，理固然也。學者必不可不尊經，不尊經則學無根柢，或流於異端；然尊經太過，死於句下，則爲賢者過之，《孟子》所謂：盡信書，則不如無書也。不肖者不知有經，仲景先師所謂：各承家技，终始順舊，省疾問病，務在口給，相對斯須，便處湯藥，自漢時而已然矣，遑問後世，此道之所以常不明而常不行也。

本論起銀翹散論

本論第一方用桂枝湯者，以初春餘寒之氣未消，雖曰風溫（係少陽之氣），少陽緊承厥陰，厥陰根乎寒水，初起惡寒之證尚多，故仍以桂枝爲首，猶時文之領上文來脈也。本論方法之始，實始於銀翹散。

汪按：溫病首桂枝，宗仲景也。再按：初春少陽主令，柴胡證亦時有，果脉候確當，亦當用之。本論不載者，以世俗多妄以柴胡治四時雜感，故不欲相混，恐致傷寒溫病界限不清耳。

吳按：六氣播於四時，常理也。診病者，要知夏日亦有寒病，冬日亦有溫病，次年春夏尚有上年伏暑，錯綜變化，不可枚舉，全在測證的確。本論凡例內云：除傷寒宗仲景法外，俾四時雜感，朗若列眉，後世學者，察證之時，若眞知確見其爲傷寒，無論何時，自當仍宗仲景；若眞知六氣中爲何氣，非傷寒者，則於本論中求之。上焦篇辨傷寒溫暑疑似之間最詳。

本論粗具規模論

本論以前人信經太過（《經》謂熱病者，傷寒之類也；又以《傷寒論》爲方法之祖，故前人遂於傷寒法中求溫熱，中行且犯此病），混六氣於一《傷寒論》中，治法悉用辛溫，其明者亦自覺不合，而未能自立模範。瑭哀道之不明，人之不得其死，不自揣度而作是書，非與人爭名，亦毫無求勝前賢之私心也。至其序論採錄處，粗陳大畧，未能精詳，如暑證中之大順散、冷香飲子、漿水散之類，俱未收錄。一以前人已有，不必屋上架屋，一以卷帙紛繁，作者既苦日力無多，觀者反畏繁而不覽，是以本論不過粗具三焦六淫之大概規模而已。惟望後之賢者，進而求之，引而伸之，斯愚者之大幸耳。

大意已見於前卷，此又反覆以申明之。

寒疫論

世多言寒疫者，究其病狀，則憎寒狀熱，頭痛骨節煩疼，雖發熱而不甚渴，時行則裏巷之中，病俱相類，若役使者然；非若溫病之不甚頭痛骨痛而渴甚，故名曰寒疫耳。蓋六氣寒水司天在泉，或五運寒水太過之歲，或六氣中加臨之客氣爲寒水，不論四時，或有是證，其未化熱而惡寒之時，則用辛溫解肌；既化熱之後，如風溫證者，則用辛涼清熱，無二理也。

徵按：寒疫頗類傷寒，但脈不甚緊，亦不數而緩，間亦有口渴、便秘，耳聾者。

卽或不死而已，割復發此生非割不行，見委身於惡煩，豈亦宿孽使然歟！

僞病名論

病有一定之名，近有古無今有之僞名，蓋因俗人不識本病之名而僞造者，因而亂治，以致誤人性命。如滯下、腸澼，便下膿血，古有之矣，今則反名曰痢疾。蓋利者，滑利之義，古稱自利者，皆泄瀉通利太過之證也。滯者，淤澀不通之象，二義正相反矣，然治法尚無大疵謬也。至婦人陰挺、陰蝕、陰癢、陰菌等證，古有明文，大抵多因於肝經欝結，濕熱下注，浸淫而成，近日北人名之曰⿸疒番，歷考古文，並無是字，焉有是病！而治法則用一種惡劣婦人，以針刺之，或用細勾勾之，利刀割之，十割九死，哀哉！其或間有一二刀傷不重，去血不多，病本輕微者，得愈，則恣索重謝。試思前陰乃腎之部，肝經蟠結之地，衝任督三脈由此而分走前後，豈可肆用刀勾之所。甚則肝欝脇痛，經閉寒熱等證，而亦名之曰⿸疒番，無形可割，則以大針針之。在婦人猶可借口曰：婦人隱疾，以婦人治之。甚至數歲之男孩，痔瘡、疝、瘕、疳疾，外感之遺邪，總而名之曰瀋，而針之，割之，更屬可惡。在庸俗鄉愚信而用之，猶可說也。竟有讀書明理之文人，而亦爲之蠱惑，不亦怪哉！又如暑月中惡腹痛，若霍亂而不得吐瀉，煩悶欲死，陰凝之痞證也，治以苦辛芳熱則愈，成霍亂則輕，論在中焦寒濕門中，乃今世相傳謂之痧證，又有絞腸痧、烏痧之名，遂至方書中亦有此等名目矣。俗治以錢刮關節，使血氣一分一合，數分數合而陽氣行，行則通，通則痞開痛減而愈。但愈後周十二時不可飲水，飲水得陰氣之凝，則留邪在絡，遇寒或怒（動厥陰），則不時舉發，發則必刮痧也。是則痧固僞名，刮痧乃通陽之法，雖流俗之治，頗能救急，猶可也，但禁水甚難，最易留邪。無奈近日以刮痧之法刮溫病，夫溫病，陽邪也，刮則通陽太急，陰液立見消亡，雖後來醫治得法，百無一生。吾新見有痙而死者，有癢不可忍而死者，庸俗之習，牢不可破，豈不哀哉！此外僞名妄治頗多，茲特舉其尤者耳。若時醫隨口揑造僞名，南北皆有，不勝指屈矣。嗚呼！名不正，必害於事，學者可不察乎！

有以僞名相傳者，亦有不知其證而隨口揑造僞名者，外科尤甚。

溫病起手太陰論

四時溫病，多似傷寒；傷寒起足太陽，今謂溫病起手太陰，何以手太陰亦主外感乎？手太陰之見證，何以大畧似足太陽乎？手足有上下之分，陰陽有反正之義，庸可混乎！《素問·平人氣象論》曰：藏眞高於肺，以行營衛陰陽也。《傷寒論》中，分營分衛，言陰言陽，以外感初起，必由衛而營，由陽而陰。足太陽如人家大門，由外以統內，主營衛陰陽；手太陰爲華蓋，三才之天，由上以統下，亦由外以包內，亦主營衛陰陽，故大畧相同也。大雖同而细终異，異者何？如太陽之竅主出，太陰之竅兼主出入；太陽之竅開於下，太陰之竅開於上之類，學者須於同中求異，異中驗同，同異互參，眞詮自見。

徵按：外以統內，猶城郭之宮室；上以統下，猶冠冕之於裳履，二者相似畧同。

徵按：昔賢者有云傷寒傳足不傳手。是說也，舉世莫明其故。考諸《陰陽別論》，三陽三陰之脈，皆起於足，不起於手。人之傷於寒也，每傷於太陽寒水之地氣，故其應於人身也，足先受之。太陽根起於至陰，其穴在足小指之外側；陽明根起於厲兌，其穴在足大指次指之端；少陽根起於竅陰，其穴在足小指次指之端；太陰根起於隱白，其穴在足大指之端；少陰根起於湧泉，其穴在足心下踡指宛宛中；厥陰根起於大敦，共穴在足大指三毛中。其行於周身也，三陽脈行於表，三陰脈行於裏，外爲陽，內爲陰，背爲陽，腹爲陰，傷寒由表入裏，由淺入深，以次相傳，必然之勢。惟其足先受也，其病側重在足，自不傳於手經，不然，豈有一人之身，截而爲二之理，而六氣之邪，又有所偏向哉！若趙氏《醫貫》中，直將三陽三陰傳經之說，一概抹煞，並不分傷寒溫病，惟以一逍遙散主治，又不免師心悖經之弊。以上所云，蓋指冬月之正傷寒也，初春去冬未遠，寒水之氣尚在；至若四時傷寒，雖非寒水之氣，而亦不免於濁陰之地氣，誠不若溫病所受，受於身半以上，多從鼻孔而入，蓋身半以上主天氣，肺開竅於鼻，亦天氣也。

燥氣論

前三焦篇所序之燥氣，皆言化熱傷津之證，治以辛甘微涼（金必克木，木受克，則子爲母復仇，火來勝復矣），未及寒化。蓋燥氣寒化，乃燥氣之正，《素問》謂『陽明所至爲清勁』是也。《素問》又謂『燥極而澤』（土爲金母，水爲金子也），本論多類及於寒濕伏暑門中，如腹痛嘔吐之類，《經》謂『燥淫所勝，民病善嘔，心脇痛不能轉側』者是也。治以苦溫，《內經》治燥之正法也。前人有六氣之中，惟燥不爲病之說。蓋以燥統於寒（吳氏《素問》注云：寒統燥濕，暑統風火，故云寒暑六入也），而近於寒，凡是燥病，只以爲寒，而不知其爲燥也。合六氣而觀之，餘俱主生，獨燥主殺，豈不爲病者乎！细讀《素問》自知。再前三篇原爲溫病而設，而類及於暑溫、濕溫，其於伏暑、濕溫門中，尤必三致意者，蓋以秋日濕踞於內，新涼燥氣加於外，燥濕兼至，最難界限清楚，稍不確當，其敗壞不可勝言。《經》謂粗工治病，濕證未已，燥證復起，蓋謂此也（濕有兼熱兼寒，暑有兼風兼燥，燥有寒化熱化。先將暑濕燥分開，再將寒熱辨明，自有準的）。

外感總數論

天以六氣生萬物，其錯綜變化無形之妙用，愚者未易窺測，而人之受病，即從此而來。近人止知六氣太過曰六淫之邪，《內經》亦未窮極其變。夫六氣傷人，豈界限清楚毫無兼氣也哉！以六乘六，蓋三十六病也。夫天地大道之數，無不始於一，而成於三，如一三爲三，三三如九，九九八十一，而黃鐘始備。六氣爲病，必再以三十六數，乘三十六，得一千二百九十六條，而外感之數始窮。此中猶不兼內傷，若兼內傷，則靡可紀極矣。嗚呼！近人凡見外感，主以一柴葛解肌湯，豈不謬哉！

治病法論

治外感如將（兵貴神速，機圓法活，去邪務盡，善後務細，蓋早平一日，則人少受一日之害）；治內傷如相（坐鎮從容，神機默運，無功可言，無德可見，而人登壽域）。治上焦如羽（非輕不舉）；治中焦如衡（非平不安）；治下焦如權（非重不沉）。

吳又可溫病禁黃連論

唐宋以來，治溫熱病者，初用辛溫發表，見病不爲藥衰，則恣用苦寒，大隊芩、連、知、柏，愈服愈燥，河間且犯此弊。蓋苦先入心，其化以燥，燥氣化火，反見齒板黑，舌短黑，唇裂黑之象，火極而似水也。吳又可非之誠是，但又不識苦寒化燥之理，以爲黃連守而不走，大黃走而不守。夫黃連不可輕用，大黃與黃連同一苦寒藥，迅利於黃連百倍，反可輕用哉？餘用普濟消毒飲於溫病初起，必去芩、連，畏其入裏而犯中下焦也。於應用芩、連方內，必大隊甘寒以監之，但令清熱化陰，不令化燥。如陽亢不寐，火腑不通等證，於酒客便溏頻數者，則重用之。濕溫門則不惟不忌芩、連，仍重賴之，蓋欲其化燥也。語云：『藥用當而通神，』醫者之於藥，何好何惡，惟當之是求。

汪按：王太僕曰：『大熱而甚，寒之不寒，是無水也，』苦寒者，寒之也，甘寒者，壯水之主，以制陽光也。

風溫、溫熱氣復論

仲景謂腰以上腫當發汗，腰以下腫當利小便，蓋指濕家風水、皮水之腫而言。又謂無水虛腫，當發其汗，蓋指陽氣閉結而陰不虛者言也。若溫熱大傷陰氣之後，由陰精損及陽氣，愈後陽氣暴復，陰尚虧歉之至，豈可發汗利小便哉！吳又可於氣復條下，謂血乃氣之依歸，氣先血而生，無所依歸，故暫浮腫，但靜養節飲食自愈。

名言不刊。

所謂水天一氣。

余見世人每遇浮腫，便於淡滲利小便方法，豈不畏津液消亡而成三消證，快利津液爲肺癰肺痿證，與陰虛、咳嗽身熱之勞損證哉！餘治是證，悉用復脈湯，重加甘草，只補其未足之陰，以配其已復之陽，而腫自消。千治千得，無少差謬，敢以告後之治溫熱氣復者，暑溫、濕溫不在此例。

治血論

人之血，即天地之水也，在卦爲坎（坎爲血卦）。治水者不求之水之所以治，而但曰治水，吾未見其能治也。蓋善治水者，不治水而治氣。坎之上下兩陰爻，水也；坎之中陽，氣也；其原分自乾之中陽。乾之上下兩陽，臣與民也；乾之中陽，在上爲君，在下爲師；天下有君師各行其道於天下，而彝倫不敘者乎？天下有彝倫攸敘，而水不治者乎？此《洪範》所以歸本皇極，而與《禹貢》相爲表裏者也。故善治血者，不求之有形之血，而求之無形之氣。蓋陽能統陰，陰不能統陽；氣能生血，血不能生氣。倘氣有未和，如男子不能正家，而責之無知之婦人，不亦拙乎？至於治之之法，上焦之血，責之肺氣，或心氣；中焦之血，責之胃氣，或脾氣；下焦之血，責之肝氣、腎氣、八脈之氣。治水與血之法，間亦有用通者，開支河也；有用塞者，崇隄防也。然皆已病之後，不得不與治其末；而非未病之先，專治其本之道也。

汪按：血虛者，補其氣而血自生；血滯者，調其氣而血自通；血外溢者，降其氣而血自下；血內溢者，固其氣而血自止。

独出心裁，窮理入細。

九竅論

人身九竅，上竅七，下竅二，上竅爲陽，下竅爲陰，盡人而知之也。其中陰陽奇偶生成之妙諦，《內經》未言，茲特補而論之。陽竅反用偶，陰竅反用奇。上竅統爲陽，耳目視聽，其氣清爲陽；鼻臭口食，其氣濁則陰也。耳聽無形之聲，爲上竅陽中之至陽，中虛而形縱，兩開相離甚遠。目視有形之色，爲上竅陽中之陰，中實而橫，兩開相離較近。鼻臭無形之氣，爲上竅陰中之陽，虛而形縱，雖亦兩竅，外則仍統於一。口食有形之五味，爲上竅陰中之陰，中又虛又實，有出有納，而形橫，外雖一竅，而中仍二。合上竅觀之，陽者偏，陰者正，土居中位也；陽者縱，陰者橫，縱走氣，而橫走血，血陰而氣陽也。雖曰七竅，實則八也。陽竅外陽（七數）而內陰（八數），外奇而內偶，陽生於七，成於八也。生數，陽也；成數，陰也。陽竅用成數，七八成數也。下竅能生化之前陰，陰中之陽也；外雖一竅而內實二，陽竅用偶也。後陰但主出濁，爲陰中之至陰，內外皆一而已，陰竅用奇也。合下竅觀之，雖曰二竅，暗則三也。陰竅外陰（二數）而內陽（三數），外偶而內奇；陰竅用生數，二三生數也。上竅明七，陽也；暗八，陰也。下竅明二，陰也；暗三，陽也。合上下竅而論之，明九，暗十一，十一者，一也；九爲老，一爲少，老成而少生也。九爲陽數之終，一爲陽數之始，始終上下，一陽氣之循環也。開竅者，運陽氣也。妙諦無窮，一互字而已。但互中之互，最爲難識，餘嘗嘆曰：修身者，是字難；格致者，互字難。

以希賢希聖之心行生物生人之道。

汪按：此卽陰陽互根之義，發明極精核。

形體論

《內經》之論形體，頭足腹背，經絡臟腑，詳矣，而獨未總論夫形體之大綱，不揣鄙陋補之。人之形體，頂天立地，端直以長，不偏不倚，木之象也。在天爲元，在五常爲仁，是天以仁付之人也，故使其體直，而麟鳳龜龍之屬莫與焉。孔子曰：人之生也直，罔之生也幸而免，蘧篨戚施直之對也。程子謂：生理本直，味本字之義。蓋言天以本直之理，生此端直之形，人自當行公直之行也，人之形體，無鱗介毛羽，謂之倮蟲。倮者，土也。土主信，是地以信付之人也。人受天之仁，受地之信，備健順五常之德而有精、神、魂、魄、心、意、志、思、智、慮，以行孝、悌、忠、信，以期不負天地付畀之重，自別於麟鳳龜龍之屬。故孟子曰：萬物皆備於我矣。又曰：惟聖人然後可以踐形。《孝經》曰：天地之道，人爲貴。人可不識人之形體以爲生哉！醫可不識人之形體以爲治哉？

徵按：本論補《傷寒論》未備而作也，雜說一卷，又補篇中遺意，而欲拯流俗之弊，末作九竅形體二論，總結全部兼補《內經》之所闕，欲人見著知微，明體達用，卽如九竅形體，日在目前，猶且習焉，不察從未經人道破甚矣，格致之難也。儒者不能格致，則無以窮理盡性以至於命，是負天之所生；醫者不能格致，則無以處方用法生物生人。日從事於軒岐之書，亦猶是暝行而索途耳，蓋人之自生，與生人之生，異出同原，皆賴此一點不忍之心爲之。所謂仁也，論形體而歸本於造化，見天地付畀甚重，其不可不自重，而又望人甚重以重之。是篇也，兼形氣名物理數而言，非若小家倚於一偏之論而已也，其不忍之心，爲何如耶。

汪按：雜說一编，因本論有未備者，作此以緯之，雖偶及形體氣血，大旨仍以發明。本論非泛言醫理也，婦人小兒各有專科，然自溫病門徑未清，因而產後、驚風、急驚、慢驚之僞名紛紜舛錯，故作解產難、解兒難、痘疹之爲證，仍與六氣同治，痘雖原於胎毒，亦因六氣而發，故並及之。蓋溫病門徑不清，勢必以他法妄治，然非諸證門徑皆清，亦不能辨明溫病，經云『知其要者，一言而終』，是所望於學者之博學詳說而一以貫之矣。

卷五

問心堂溫病條辨解産難

汪瑟菴先生參訂　吳瑭鞠通氏著
徵以園先生同參　受業姪嘉會校字
朱武曹先生點評　男廷蓮同校

解産難題詞

天地化生萬物，人爲至貴，四海之大，林林總總，孰非母産。然則母之産子也，得天地、四時、日月、水火自然之氣化，而亦有難云乎哉？曰：人爲之也。産後偶有疾病，不能不有賴於醫。無如醫者不識病，亦不識藥；而又相沿故習，僞立病名；或有成法可守者而不守，或無成法可守者而妄生議論；或固執古人一偏之論，而不知所變通；種種遺患，不可以更僕數。夫以不識之藥，處於不識之病，有不死之理乎？其死也，病家不知其所以然，死者更不知其所以然，而醫者亦復不知其所以然，嗚呼冤哉！瑭目擊神傷，作解産難。

《經》所謂陰平陽秘，精神乃治也。

産後總論

産後治法，前人頗多，非如溫病混入《傷寒論》中，毫無尺度者也。奈前人亦不無間有偏見，且散見於諸書之中，今人讀書不能搜求揀擇，以致因陋就簡，相習成風。兹特指出路頭，學者隨其所指而進步焉，當不歧于路矣。本論不及備錄，古法之闕畧者補之，偏勝者論之，流俗之壞亂者正之，治驗之可法者表之。

産後三大證論一

産後驚風之説，由來已久，方中行先生駁之最詳，兹不復議。《金匱》謂新産婦人有三病：一者病痓，二者病鬱冒，三者大便難。新産血虚，多汗出，喜中風，故令人病痓；亡血復汗，故令鬱冒；亡津液胃燥，故大便難。産婦鬱冒，其脈微弱，嘔不能食，大便反堅，但頭汗出，所以然者，血虚而厥，厥而必冒，冒家欲解，必大汗出，以血虚下厥，孤陽上出，故頭汗出。所以産婦喜汗出者，亡陰血虚，陽氣獨盛，故當汗出，陰陽乃復。大便堅，嘔不能食，小柴胡湯主之。病解能食，七八日復發熱者，此爲胃實，大承氣湯主之。按此論乃産後大勢之全體也，而方則爲汗出中風一偏之證而設；故沈目南謂仲景本意，發明産後氣血雖虚，然有實證，即當治實，不可顧慮其虚，反致病劇也。

方出心血，悟從《金匱》，故能奏效如神，非若張氏之以羌活代麻黃也。

產後三大證論二

按產後亦有不因中風，而本臟自病鬱冒、痙厥、大便難三大證者。蓋血虛則厥，陽孤則冒，液短則大便難。冒者汗者，脈多洪大而芤；痙者厥者，脈則弦數，葉氏謂之肝風內動，余每用三甲復脈，大小定風珠及專翕大生膏而愈（方法注論悉載下焦篇），淺深次第，臨時斟酌。

產後三大證論三

《心典》云：『血虛汗出，筋脈失養，風入而益其勁，此筋病也；亡陰血虛，陽氣遂厥，而寒復鬱之，則頭眩而目瞀，此神病也；胃藏津液而灌溉諸陽，亡津液胃燥，則大腸失其潤而大便難，此液病也。三者不同，其爲亡血傷津則一，故皆爲產後所有之病。』即此推之，凡產後血虛諸證，可心領而神會矣。按以上三大證，皆可用三甲復脈、大小定風珠、專翕膏主之。蓋此六方，皆能潤筋，皆能守神，皆能增液故也，但有淺深次第之不同耳。產後無他病，但大便難者，可與增液湯（方注並見中焦篇溫熱門）。以上七方，產後血虛液短，雖微有外感，或外感已去大半，邪少虛多者，便可選用，不必俟外感盡淨而後用之也。再產後誤用風藥，誤用辛溫剛燥，致令津液受傷者，並可以前七方斟酌救之。余製此七方，實從《金匱》原文體會而來，用之無不應手而效，故敢以告來者。

今所謂衝心者，皆衝胃也，衝心者十不一見。

產後瘀血論

張石頑云：『產後元氣虧損，惡路乘虛上攻，眼花頭眩，或心下滿悶，神昏口噤，或痰涎壅盛者，急用熱童便主之。或血下多而暈，或神昏煩亂，芎歸湯加人參、澤蘭、童便，兼補而散之（此條極須斟酌，血下多而暈，血虛可知，豈有再用芎、歸、澤蘭辛竄走血中氣分之品，以益其虛哉！其方全賴人參固之，然人參在今日，值重難辦，方既不善，人參又不易得，莫若用三甲復脈、大小定風珠之爲愈也，明者悟之）。又敗血上衝有三：或歌舞談笑，或怒罵坐臥，甚則逾牆上屋，此敗血衝心多死，用花蕊石散，或琥珀黑龍丹，如雖悶亂，不至顛狂者，失笑散加鬱金；若飽悶嘔惡腹滿脹痛者，此敗血衝胃，五積散或平胃加薑、桂，不應，送來復丹，嘔逆復脹，血化爲水者，《金匱》下瘀血湯；若面赤嘔逆欲死，或喘急者，此敗血衝肺，人參、蘇木，甚則加芒硝蕩滌之。大抵衝心者，十難救一，衝胃者五死五生，衝肺者十全一二。又產後口鼻起黑色而鼻衄者，是胃氣虛敗而血滯也，急用人參、蘇木，稍遲不救。』愚按產後原有瘀血上衝等證，張氏論之詳矣。產後瘀血實證，必有腹痛拒按情形，如果痛處拒按，輕者用生化湯，重者用回生丹最妙。蓋回生丹以醋煮大黃，約入病所而不傷他臟，內多飛走有情食血之蟲，又有人參護正，何瘀不破？何正能傷？近見產婦腹痛，醫者並不問拒按喜按，一概以生化湯從事，甚至病家亦不延醫，每至產後，必服生化湯十數帖，成陰虛勞病，可勝悼哉！余見古本《達生篇》中，生化湯方下注云：專治產後瘀血腹痛、兒枕痛，能化瘀生新也。方與病對，確有所據。近日刻本，直云『治產後諸病』，甚至孕婦之脈，洪滑流利者無病，沉弦遲澀皆病也。

有注『產下卽服者』，不通已極，可惡可恨。再《達生篇》一書，大要教人靜鎭，待造化之自然，妙不可言，而所用方藥，則未可盡信。如達生湯下，『懷孕九月後服，多服尤妙』，所謂天下本無事，庸人自擾之矣。豈有不問孕婦之身體脈象，一槩投藥之理乎？假如沉澀之脈，服達生湯則可，若流利洪滑之脈，血中之氣本旺，血分溫暖，何可再用辛走氣乎？必致產後下血過多而成痙厥矣。如此等不通之語，辨之不勝其辨，可爲長太息也！

徵按：近時有保產無憂飲一方，不知起自何人？盛行都下。無論產前何病，一槩用之。甚至有孕婦人，無病亦服之，名曰安胎，而藥肆中卽以此方，並生化湯，撮合現成，謂之官方藥，治胎前產後一切病證，更覺可笑。

產後宜補宜瀉論

朱丹溪云：『產後當大補氣血，卽有雜病，以末治之；一切病多是血虛，皆不可發表。』張景岳云：『產後既有表邪，不得不解；既有火邪，不得不清；既有內傷停滯，不得不開通消導；不可偏執。如產後外感風寒，頭痛身熱，便實中滿，脈緊數洪大有力，此表邪實病也。又火盛者，必熱渴躁煩，或便結腹脹，口鼻舌焦黑，酷喜冷飲，眼眵，尿痛，溺赤，脈洪滑，此內熱實病也。又或因產過食，致停畜不散，此內傷實病也。又或鬱怒動肝，胸脇脹痛，大便不利，脈弦滑，此氣逆實病也。又或惡露未盡，瘀血上衝，心腹脹滿，疼痛拒按，大便難，執其兩端，用其中於民。

胸中要有成竹，臨證時卻不可先有成見。

小便利，此血逆實證也。遇此等實證，若用大補，是養虎爲患，誤矣。』愚按二子之説，各有見地，不可偏廢，亦不可偏聽。如丹溪謂產後不可發表，仲景先師原有亡血禁汗之條，蓋汗之則痙也。產後氣血誠虛，不可不補，然雜證一概置之不問，則亦不可；張氏駁之，誠是。但治產後之實證，自有妙法，妙法爲何？手揮目送是也。手下所治係實證，目中心中意中註定是產後。識證眞，對病確，一擊而罷；治上不犯中，治中不犯下，目中清楚，指下清楚，筆下再清楚，治產後之能事畢矣。如外感自上焦而來，固云治上不犯中，然藥反不可過輕，須用多備少服法，中病卽已，外感已卽復其虛，所謂無糧之兵，貴在速戰；若畏產後虛怯，用藥過輕，延至三四日後，反不能勝藥矣。余治產後溫暑，每用此法。如腹痛拒按則化瘀，喜按卽補絡，快如轉丸，總要醫者平日用功參悟古書，臨證不可有絲毫成見而已。

產後六氣爲病論

產後六氣爲病，除傷寒遵仲景師外（孕婦傷寒，後人有六合湯法），當於前三焦篇中求之。斟酌輕重，或速去其邪，所謂無糧之師，貴在速戰者是也。或兼護其虛，一面扶正，一面驅邪。大抵初起以速清爲要，重證亦必用攻。余治黃氏溫熱，妊娠七月，胎已欲動，大實大熱，目突舌爛，乃前醫過於瞻顧所致，用大承氣一服，熱退胎安，今所生子二十一歲矣。如果六氣與痙瘈之因，曒然心目，俗傳產後驚風之説可息矣。

仲祖方中，四逆散用之，四逆湯亦用之，眞武湯亦用之。

產後不可用白芍辨

朱丹溪謂產後不可用白芍，恐伐生生之氣，則大謬不然，但視其爲虛寒虛熱耳。若係虛寒，雖非產後，亦不可用；如仲景有桂枝湯去芍藥法，小青龍去芍藥法。若係虛熱，必宜用之收陰。後世不善讀書者，古人良法不知守，此等偏謬處，偏牢記在心，誤盡大事，可發一嘆。按白芍花開春末夏初，禀厥陰風木之全體，得少陰君火之氣化，炎上作苦，故氣味苦平（《本經》芍藥並無酸字，但云苦平無毒，酸字後世妄加者也）。主治邪氣腹痛，除血痺，破堅積，寒熱疝瘕，止痛，利小便，益氣，豈伐生生之氣者乎？使伐生氣，仲景小建中湯，補諸虛不足而以之爲君乎？張隱菴《本草崇原》中論之最詳。

徵按：產後之不用白芍，猶之乎產後之不用人參也。世俗醫者云『不怕胎前一兩，只怕產後一分』。甚言產後之不用參也。余荊室素禀陽微，產後惡露亦少，忽爾欝冒不知人，僕婦兒女環侍逾時，皆以爲死，且喚且哭；余審視之，知其爲陽氣不復也，急以獨參湯灌之乃甦，而其母家猶以爲孟浪。甚矣，邪說之害，良可嘆也！

產後誤用歸芎亦能致瘐論

當歸、川芎，爲產後要藥，然惟血寒而滯者爲宜，若血虛而熱者斷不可用。蓋當歸七八月開花，得燥金辛烈之氣，香竄異常，甚於麻、辛，不過麻、辛無汁而味薄，當歸多汁而味厚耳。用之得當，功力最速，用之生化湯命名，全是以通為補之義。

如此，而後可讀丹經。

不當，爲害亦不淺。如亡血液虧，孤陽上冒等證，而欲望其補血，不亦愚哉！蓋當歸止能運血，裒多益寡，急走善竄，不能靜守，誤服致瘈，瘈甚則脫。川芎有車輪紋，其性更急於當歸，蓋物性之偏長於通者，必不長於守也。世人不敢用白芍，而恣用當歸、川芎，何其顛倒哉！

產後當究奇經論

產後虛在八脈，孫眞人創論於前，葉天士暢明於後，婦科所當首識者也。蓋八脈麗於肝腎，如樹木之有本也；陰陽交媾，胎前產後，生生化化，全賴乎此。古語云：醫道通乎仙道者，此其大門也。

下死胎不可拘執論

死胎不下，不可拘執成方而悉用通法，當求其不下之故，參之臨時所現之證若何。補偏救弊，而胎自下也。

余治一婦，死胎不下二日矣，診其脈則洪大而芤，問其證則大汗不止，精神恍惚欲脫。余曰：此心氣太虛，不能固胎，不問胎死與否，先固心氣，用救逆湯加人參，煮三杯，服一杯而汗斂，服二杯而神淸氣寧，三杯未服而死胎下矣。下後補肝腎之陰，以配心陽之用而愈。若執成方而用平胃、朴硝，有生理乎？

不問其所以然之故，而惟事催生，若冬葵子、兔腦丸之類，遇此等證，何益哉！《經》所謂衰其大半而止，過則死矣。

催生不可拘執論

催生亦不可拘執一轍，陽虛者補陽，陰損者翕陰，血滯者通血。余治一婦素日脈遲，而有癥瘕寒積厥痛，余用通補八脈大劑丸料，服半載而成胎，產時五日不下，是夕方延余診視。余視其面青，診其脈再至，用安邊桂五錢，加入溫經補氣之品，作三杯，服二杯而生矣，亦未曾服第三杯也。次日診其脈澀，腹痛甚拒按，仍令其服第三杯，又減其製，用一帖，下癥塊長七八寸，寬二三寸，其人腹中癥塊本有二枚，茲下其一，不敢再通矣。仍用溫通八脈由漸而愈。其他治驗甚多，畧舉一二，以見門徑耳。

產後當補心氣論

產後心虛一證，最爲吃緊。蓋小兒稟父之腎氣、母之心氣而成，胞宮之脈，上係心包，產後心氣十有九虛，故產後補心氣亦大扼要。再水火各自爲用，互相爲體，產後腎液虛，則心體亦虛，補腎陰以配心陽，取坎填離法也。

余每於產後驚悸脈芤者，用加味大定風珠，獲效多矣（方見溫熱下焦篇，卽大定風珠，加人參、龍骨、秋小麥、茯神者）。

產後一切外感，當於本論三焦篇中求之，再細參葉案則備矣。

此書原補前人之未備，非謂全璧，學者參考可也。

產後虛寒虛熱分別論治論

產後虛熱，前則有三甲腹脈三方，大小定風珠二方，專翕膏一方，增液湯一方。三甲、增液，原爲溫病善後而設；定風珠、專翕膏，則爲產後虛損，無力服人參而設者也。古人謂產後不怕虛寒，單怕虛熱。蓋溫經之藥，多能補虛，而補虛之品，難以清熱也。故本論詳立補陰七法，所以補丹溪之未備。又立通補奇經丸，爲下焦虛寒而設。又立天根月窟膏，爲產後及勞傷下焦陰陽兩傷而設也，乃從陽補陰，從陰補陽互法，所謂天根月窟間來往，三十六宮都是春也。

汪按：產後別有類白虎一證，大熱大汗大渴，全似白虎，惟脈大而無力，東垣用補血湯治之，余用有驗。蓋此證本於勞役傷陽，不徒陰虛，此湯卽從仲景羊肉湯化出也。

保胎論一

每殞胎五六月者，責之中焦不能蔭胎，宜平日常服小建中湯；下焦不足者，天根月窟膏，蒸動命門眞火，上蒸脾陽，下固八脈，眞精充足，自能固胎矣。

汪按：五六月墮胎者，用杜仲續斷丸；脾虛甚者，加白术。三月墮胎者，用逍遙散加生地，熱甚者加黃芩，亦能保胎。論中所立膏方，乃爲虛損之甚，精血衰虧者設耳。

保胎論二

每殞胎必三月者，肝虛而熱，古人主以桑寄生湯。夫寄生臨時保胎，多有鞭長莫及之患，且方中重用人參合天冬，豈盡人而能用者哉！莫若平時長服二十四味專翕膏（方見下焦篇秋燥門），輕者一料，即能大生，重者兩料（滑過三四次者），永不墮胎。每一料得乾丸藥二十觔，每日早中晚服三次，每次三錢，約服一年。必須戒房事，毋令速速成胎方妙。葢肝熱者成胎甚易，虛者又不能保，速成速墮，速墮速成，嘗見一年內二三次墮者，不死不休，仍未曾育一子也。專翕純靜，翕攝陽動之太過（肝虛熱易成易墮，豈非動之太過乎），藥用有情者半，以補下焦精血之損；以洋參數觔代人參，九製以去其苦寒之性，煉九日以合其纯一之體，約費不過三四錢人參之價可辦矣。愚製二十一味專翕膏，原爲產後亡血過多、虛不肯復、痙厥心悸等證而設，後加鹿茸、桑寄生、天冬三味，保三月殞胎三四次者，獲效多矣，故敢以告來者。

通補奇經丸方（甘鹹微辛法）

鹿茸（八兩，力不能者以嫩毛角代之）　紫石英（二兩，生研極細）　龜板（四兩，炙）　枸杞子（四兩）　當歸（四兩，炒黑）　肉蓯蓉（六兩）
小茴香（四兩，炒黑）　鹿角膠（六兩）　沙苑蒺黎（二兩）　補骨脂（四兩）　人參（力綿者以九製洋參代之，人參用二兩，洋參用四兩）　杜仲（二兩）

右爲極细末，煉蜜爲丸，小梧子大，每服二錢，漸加至三錢。大便溏者加蓮子、芡實、牡蠣各四兩，以蒺藜、洋參熬膏法丸。淋帶者加桑螵蛸、兔絲子各四兩。癥瘕久聚少腹痛者，去補骨、蒺藜、杜仲，加肉桂、丁香各二兩。

天根月窟膏方（酸苦鹹微辛法，陰陽兩補、通守兼施復法也）

鹿茸（一觔）　烏骨雞（一對）　鮑魚（二觔）　鹿角膠（一觔）　雞子黃（十六枚）　海參（二觔）　龜板（二觔）　羊腰子（十六枚）

桑螵蛸（一觔）　烏賊骨（一觔）　茯苓（二觔）　牡蠣（二觔）　洋參（三觔）　兔絲子（一觔）　龍骨（二觔）　蓮子（三觔）　桂圓肉（一觔）

熟地（四觔）　沙苑蒺藜（二觔）　白芍（二觔）　芡實（二觔）　歸身（一觔）　小茴香（一觔）　補骨脂（二觔）　枸杞子（二觔）　肉蓯蓉（二觔）　萸肉（一觔）　紫石英（一觔）　生杜仲（一觔）　牛膝（一觔）　萆薢（一觔）　白蜜（三觔）

右三十二味，熬如專翕膏法。用銅鍋四口，以有情歸有情者二，無情歸無情者二，文火次第煎煉取汁，另入一淨鍋內，细煉九晝夜成膏；後下膠、蜜，以方中有粉無汁之茯苓、蓮子、芡實、牡蠣、龍骨、鹿茸、白芍、烏賊骨八味爲極细末，和前膏爲丸梧子大。每服三錢，日三服。

此方治下焦陰陽兩傷，八脈告損，急不能復，胃氣尚健（胃弱者不可與，恐不能傳化重濁之藥也），無濕熱證者；男子遺精滑泄，精寒無子，腰膝酸痛之屬腎虛者（以上數條，有濕熱皆不可服也）；老年體瘦痱中，頭暈耳鳴，左肢麻痺，緩縱不收，屬下焦陰陽兩虛者（以上諸證有單屬下焦陰虛者，宜專翕膏，不宜此方）；婦人產後下虧，淋帶癥瘕，胞宮虛寒無子，數數殞胎，或少年生育過多，年老腰膝尻胯酸痛者。

卷六

問心堂温病條辨解兒難

汪瑟菴先生參訂　吳瑭鞠通氏著
徵以園先生同參　受業姪嘉會校字
朱武曹先生點評　男廷蓮同校

解兒難題詞

兒曷爲乎有難？曰：天時人事爲之也，難於天者一，難於人者二。天之大德曰生，曷爲乎難兒也？曰：天不能不以陰陽五行化生萬物；五行之運，不能不少有所偏，在天原所以相制，在兒任其氣則生，不任其氣則難，雖天亦莫可如何也，此兒之難於天者也。其難於人者奈何？曰：一難於兒之父母，一難於庸陋之醫。天下之兒皆天下父母所生，天下父母有不欲其兒之生者乎？曷爲乎難于父母耶？曰：即難於父母欲其兒之生也。父母曰：人生於温，死於寒。故父母惟恐其兒之寒也。父母曰：人以食爲天，饑則死。故父母惟恐其兒之饑也。天下之兒，得全其生者此也；天下之兒，或受其難者，亦此也。諺有之曰：小兒無凍餓之患，有飽暖之災。此發乎情，不能止乎義禮，止知以慈爲慈，不知以不慈爲慈，此兒之難於父母者也。天下之醫，操生人之术，未有不欲天下之兒之生，未有不利天下之兒之生，天下之兒之難，未有不賴天下之醫之有以生之也。然則醫也者，所以補天與父母之不逮以生兒者也，曷爲乎天下之兒，難於天下之醫也？曰：天下若無醫，則天下之兒難猶少，且難於天與父母無怨也。人受生於天與父母，卽難於天與父母，又何怨乎？自天下之醫愈多，斯天下之兒難愈廣，以受生於天於父母之兒，而難於天下之醫，能無怨乎？曷爲乎醫愈多，而兒之難愈廣也？曰：醫也者，順天之時，測氣之偏，適人之情，體物之理，名也，物也，象也，數也，無所不通，而受之以謙，而後可以言醫，尤必上與天地呼吸相通，下與小兒呼吸相通，而守之以誠，而後可以爲醫。奈何挾生人之名，爲利己之術，不求歲氣，不畏天和，統舉四時，率投三法，毫無知識，囿於見聞，並不知察色之謂何，聞聲之謂何，朝微夕甚之謂何，或輕或重之謂何，甚至一方之中，外自太陽，內至厥陰，既與發表，又與攻裏；且堅執小兒純陽之說，無論何氣使然，一以寒涼爲準，無論何邪爲病，一以攻伐爲先；謬造驚風之說，惑世誣民；妄爲痟疾之丸，戕生伐性；天下之兒之難，寧有終窮乎？前代賢醫，歷有辯難，而未成書；瑭雖不才，願解兒難。

兒科總論

古稱難治者，莫如小兒，名之曰啞科。以其疾痛煩苦，不能自達；且其臟腑薄，藩籬疎，易於傳變；肌膚嫩，神氣怯，易於感觸；其用藥也，稍呆則滯，稍重則傷，稍不對證，則莫知其鄉，捉風捕影，轉救轉劇，轉去轉遠；惟較之成人，無七情六慾之傷，外不過六淫，內不過飲食胎毒而已。然不精於方脈婦科，透徹生化之源者，小兒每喜食酸甘，其理於此可悟。

斷不能作兒科也。

汪按：小兒但無色慾耳，喜怒悲恐，較之成人更專且篤，亦不可不察也。

俗傳兒科爲纯陽辨

古稱小兒纯陽，此丹竈家言，謂其未曾破身耳，非盛陽之謂。小兒稚陽未充，稚陰未長者也。男子生於七，成於八；故八月生乳牙，少有知識；八歲換食牙，漸開智慧；十六而精通，可以有子；三八二十四歲眞牙生（俗謂盡根牙）而精足，筋骨堅強，可以任事，蓋陰氣長而陽亦充矣。女子生於八，成於七；故七月生乳牙，知提攜；七歲換食牙，知識開，不令與男子同席；二七十四而天癸至；三七二十一歲而眞牙生，陰始足，陰足而陽充也，命之嫁。

小兒豈盛陽者哉！俗謂女子知識恒早於男子者，陽進陰退故也。

兒科用藥論

世人以小兒爲纯陽也，故重用苦寒。夫苦寒藥，兒科之大禁也。丹溪謂產婦用白芍，伐生生之氣，不知兒科用苦寒，最伐生生之氣也。小兒，春令也，東方也，木德也，其味酸甘，酸味人或知之，甘則人多不識。蓋弦脈者，木脈也，《經》謂弦無胃氣者死。胃氣者，甘味也，木離土則死，再驗之木實，則更知其所以然矣，

《經》云：壯火食氣，氣食少火。

木實惟初春之梅子，酸多甘少，其他皆甘少酸少者也。故調小兒之味，宜甘多酸少，如錢仲陽之六味丸是也。苦寒之所以不可輕用者何？炎上作苦，萬物見火而化，苦能滲濕。人，倮蟲也，體屬濕土，濕淫固爲人害，人無濕則死。故濕重者肥，濕少者瘦；小兒之濕，可盡滲哉！在用藥者以爲瀉火，不知愈瀉愈瘦，愈化愈燥。苦先入心，其化以燥也，而且重伐胃汁，直致痙厥而死者有之。小兒之火，惟壯火可減；若少火則所賴以生者，何可恣用苦寒以清之哉！故存陰退熱爲第一妙法，存陰退熱，莫過六味之酸甘化陰也。惟濕溫門中，與辛淡合用，燥火則不可也。余前序溫熱，雖在大人，凡用苦寒，必多用甘寒監之，惟酒客不禁。

兒科風藥禁

近日行方脈者，無論四時所感爲何氣，一概羌、防、柴、葛。不知仲景先師，有風家禁汗，亡血家禁汗，濕家禁汗，瘡家禁汗四條，皆爲其血虛致痙也。然則小兒痙病，多半爲醫所造，皆不識六氣之故。

痙因質疑

痙病之因，《素問》曰：『諸痙項強，皆屬於濕。』此濕字，大有可疑，蓋風字誤傳爲濕字也。余少讀方中行先生《痙書》，一生治病，留心痙證，覺六氣皆能致痙。風爲百病之長，六氣莫不由風而傷人；所有痙病現證，皆風木剛強屈拗之象。濕性下行而柔，木性上行而剛；單一濕字，似難包得諸痙。且濕字與項強字即注按：方書首一條，引《金匱》「太陽病發汗太多，因致痓」。《經》但云「發汗太多」，並未言濕。方氏以汗多流離為濕，有心牽合《素問》，未為眞確。且剛痓無汗，何以亦謂之濕？方氏注此，亦覺難通而強為之說。又如水流漓，風去濕不去，乃濕家之禁，桂枝解肌，尚不欲大汗，若麻黃發汗，並無太過之禁。況本文汗多致痙，正以血虛之故，並非因汗而濕、因濕而痓，方中瓜蔞桂枝葛根等湯，亦無除濕之義。方氏立論，附會難通，後學勿為所誤可也。

不對，中行《痓書》一十八條，除引《素問》《千金》二條，餘十六條內，脈二條，證十四條，俱無濕字證據。如脈二條，一曰：痓夫脈按之緊如弦，直上下行；二曰：《脈經》云：痓家，其脈伏堅，直上下。皆風木之象，濕之反面也。餘十四條：風寒致痓居其十，風家禁下一條，瘡家禁汗一條，新產亡血二條，皆無所謂濕也者。即《千金》一條，曰：太陽中風，重感於寒，濕則變痓也。上下文義不續，亦不可以爲據。中行注云：痓，自《素問》以來，其見於《傷寒論》者，乃叔和所述《金匱》之略也；《千金》雖有此言，未見其精悉。可見中行亦疑之。且《千金》一書，雜亂無章，多有後人羼雜，難以爲據。《靈樞》《素問》二書，非神聖不能道，然多述於戰國漢人之筆，可信者十之八九，其不可信者一二；如其中多有後世官名地名，豈軒岐逆料後世之語，而先言之哉？且代遠年湮，不無脫簡錯誤之處。瑭學術淺陋，不敢信此濕字，亦不敢直斷其非，闕疑以俟來者。

汪按：古書甚少，除朝廷史志外，其餘學術，皆師弟以口耳相傳，至戰國時始著之竹帛，如《內經》等書，後人或以爲岐黃自作，或以爲後人僞托，皆非也。

濕痓或問

或問子疑《素問》痓因於濕，而又謂六淫之邪皆能致痓，亦復有濕痓一條，豈不自相矛盾乎？曰：吾所疑者諸字皆字，似濕之一字，不能包括諸痓，惟風可以該括，一也；再者濕性柔，不能致強，初起之濕痓，必兼風而後成也。且俗名痓爲驚風，原有急慢二條。所謂急者，一感即痓，先痓而後病；所謂慢者，病久而致痓瘈瘲與掣縱義同，方書云：或掣縱口張為瘥，俗作痓。

前既立寒熱虛實四大綱，如屋之有柱矣，此又分為九大綱，層層入細。

者也。一感卽痙者，只要認證眞，用藥確，一二帖卽愈，易治也。病久而痙者，非傷脾陽，肝木來乘；卽傷胃汁肝陰，肝風鴟張，一虛寒，一虛熱，爲難治也。吾見濕因致痙，先病後痙者多，如夏月小兒暑濕泄瀉暴注，一晝夜百數十行，下多亡陰，肝乘致痙之類，霍亂最能致痙，皆先病後痙者也。當合之雜說中《風論》一條參看。以卒得痙病而論，風爲百病之長，六淫之邪，皆因風而入。以久病致痙而論，其強直背反瘈瘲之狀，皆肝風內動爲之也。似風之一字，可以包得諸痙。要知痙者筋病也，知痙之爲筋病，思過半矣。

痙有寒熱虛實四大綱論

六淫致痙，實證也；產婦亡血，病久致痙，風家誤下，溫病誤汗，瘡家發汗者，虛痙也。風寒、風濕致痙者，寒證也；風溫、風熱、風暑、燥火致痙者，熱痙也（按此皆瘈證屬火，後世統謂之痙矣，後另有論）。俗稱慢脾風者，虛寒痙也；本論後述本臟自病者，虛熱痙也（亦係瘈證）。

小兒痙病瘈病共有九大綱論

寒痙

仲景先師所述方法具在，但須對證細加尋繹，如所云太陽證體強，幾幾然，脈沉遲之類，有汗爲柔痙，爲風多寒少，而用桂枝湯加法；無汗爲剛痙，爲寒痙，而用葛根湯，湯內有麻黃，乃不以桂枝立名，亦不以麻黄立名者，以其病已至陽明也。諸如此類，須平時熟讀其書，臨時再加謹慎，手下自有準的矣。風寒咳嗽致痓者，用杏蘇散辛溫例，自當附入寒門。

風溫痓（按此卽瘈證，少陽之氣爲之也，下溫熱、暑溫、秋燥，皆同此例）

乃風之正令，陽氣發泄之候，君火主氣之時，宜用辛涼正法。輕者用辛涼輕劑，重者用辛涼重劑，如本論上焦篇銀翹散、白虎湯之類；傷津液者加甘涼，如銀翹加生地、麥冬，玉女煎以白虎合冬、地之類；神昏讝語，兼用芳香以開膻中，如清宮湯、牛黄丸、紫雪丹之類；愈後用六味、三才、復脈輩，以復其喪失之津液。風溫咳嗽致痓者，用桑菊飲（方見上焦篇），銀翹散辛涼例，與風寒咳嗽迥別，斷不可一概用杏蘇辛溫也。

溫熱痓（卽六淫之火氣，消鑠眞陰者也，《內經》謂先夏至爲病溫者是也）

卽同上風溫論治。但風溫之病痓者輕而少，溫熱之致痓者多而重也。藥之輕重淺深，視病之輕重淺深而已。

暑痓（暑兼濕熱，後有濕痓一條，此則偏於熱多濕少之病，去溫熱不遠，《經》謂後夏至爲病暑者是也）

按俗名小兒急驚風者，惟暑月最多，而兼證最雜，非心如澄潭，目如智珠，筆如分水犀者，未易辨此。蓋小兒膚薄神怯，經絡臟腑嫩小，不奈三氣發泄。邪之來也，勢如奔馬，其傳變也，急如掣電，豈粗疎者所能當此任哉！如夏月小兒身熱頭痛，項強無汗，此暑兼風寒者也，宜新加香薷飲；有汗則仍用銀翹散，重加桑葉；咳嗽則用桑菊飲；汗多則用白虎，脈芤而喘，則用人參白虎；身重汗少，則用蒼朮白虎；脈芤面赤多言，喘喝欲脫者，卽用生脈散；神識不清者，卽用清營湯加勾藤、丹皮、羚羊角；神昏者，兼用紫雪丹、牛黃丸等；病勢輕微者，用清絡飲之類，方法悉載上焦篇，學者當與前三焦篇暑門中细心求之。但分量或用四之一，或用四之二，量兒之壯弱大小加減之。痙因於暑，只治致痙之因，而痙自止，不必沾沾但於痙中求之。若執痙以求痙，吾不知痙爲何物。夫痙病名也，頭痛亦病名也。善治頭痛者必問致頭痛之因，蓋頭痛有傷寒頭痛，傷風頭痛，暑頭痛，熱頭痛，濕頭痛，燥頭痛，痰厥頭痛，陽虛頭痛，陰虛頭痛，跌撲頭痛，心火欲作癰膿之頭痛，肝風內動上竄少陽膽絡之偏頭痛，朝發暮死之眞頭痛，若不問其致病之因，如時人但見頭痛，一以羌活、藁本從事，何頭痛之能愈哉！況痙病之難治者乎！

濕痙（按此一條，瘈痙兼有，其因於寒濕者，則兼太陽寒水氣，其泄瀉太甚，下多亡陰者，木氣來乘，則瘈矣）

按中濕卽痙者少，蓋濕性柔而下行，不似風剛而上升也。其間有兼風之痙，《名醫類案》中有一條云『小兒吐哯欲作癎者，五苓散最妙』；本論濕溫上焦篇，有三仁湯一法；邪入心包，用清宮湯去蓮心、麥冬，加銀花赤小豆皮一法；用紫雪丹一法；銀翹馬勃散一法；千金葦莖湯加滑石、杏仁一法；而寒濕例中，有形似傷寒，舌白不渴，經絡拘急，桂枝薑附湯一法，凡此非必皆現痙病而後治。蓋既感外邪，久則致痙，於其未痙聖人不治已病治未病，不治已亂治未亂，此其道也。

之先，知係感受何邪，以法治之，而痙病之源絶矣，豈不愈於見痙治痙哉！若兒科能於六淫之邪，見幾於早，吾知小兒之痙病必少。濕久致痙者多，蓋濕爲濁邪，最善瀰漫三焦，上蔽清竅，内蒙膻中，學者當於前中焦下焦篇中求之。由瘧痢而致痙者，見其所傷之偏陰偏陽而補救之，於瘧痢門中求之。

燥痙

燥氣化火，消鑠津液，亦能致痙，其治畧似風溫，學者當於本論前三焦篇秋燥門中求之。但正秋之時，有伏暑内發，新涼外加之證，燥者宜辛涼甘潤，有伏暑則兼濕矣，兼濕則宜苦辛淡，甚則苦辛寒矣，不可不細加察焉。燥氣化寒，脇痛嘔吐，法用苦溫，佐以甘辛。

内傷飲食痙（俗所謂慢脾風者是也）

按此證必先由於吐瀉，有脾胃兩傷者，有專傷脾陽者，有專傷胃陽者，有傷及腎陽者，參苓白术散、四君、六君、異功、補中益氣、理中等湯，皆可選用。虚寒甚者，理中加丁香、肉桂、肉果、訶子之類，因他病傷寒涼藥者，亦同此例。葉案中有陰風入脾絡一條，方在小兒痼痙厥門中，其小兒吐瀉門中，言此證最爲詳細。案後華岫云駁俗論最妙，學者不可不静心體察焉！再參之錢仲陽、薛立齋、李東垣、張景岳諸家，可無餘藴矣。

再按此證最險，最爲難治，世之訛傳妄治已久，四海同風，歷有年所，方中行駁之於前，諸君子暢論於後，至今日而其僞風不息，是所望於後之強有力者，悉取其僞書而焚耳。細觀葉案治法之妙，全在見吐瀉時，先防其痙，非於既痙而後設法也。故余前治六淫之痙，亦同此法，所謂上工不治已病治未病，聖人不治已亂治未亂也。

客忤痙（俗稱謂驚嚇是也）

按小兒神怯氣弱，或見非常之物，聽非常之響，或失足落空，跌撲之類，百證中或有一二，非小兒所有痙病，皆因於驚嚇也。證現發熱，或有汗，或無汗，面時青時赤，夢中囈語，手足蠕動，宜復脈湯去參、桂、薑、棗，加丹參、丹皮、犀角，補心之體，以配心之用。大便結者，加元參，溏者加牡蠣；汗多神不寧有恐懼之象者，加龍骨、整琥珀、整硃砂塊（取其氣而不用其質，自無流弊），必細詢病家確有所見者，方用此例。若語涉支離，猜疑不定者，靜心再診，必得確情，而後用藥。

愚兒三歲，六月初九日辰時，倚門落空，少時發熱，隨熱隨痙，昏不知人，手足如冰，無脈，至戌時而痙止，身熱神昏無汗；次日早，余方與復脈湯去參、桂、薑、棗，每日一帖，服三四杯。不飲不食，至十四日巳時，得戰汗而愈。若當痙厥神昏之際，妄動亂治，豈有生理乎！蓋痙厥則陰陽逆亂，少不合拍則不可救，病家情急，因亂投藥餌，胡針亂灸而死者，不可勝紀。病家中無主宰，醫者又無主宰，兒命其何堪哉！如包絡熱重，唇舌燥，目白睛有赤縷者，牛黃清心丸，本論牛黃安宮丸、紫雪丹輩，亦可酌而用之。

汪按：世妄傳驚風之證，惟此一證，乃副其名。其因風因熱等項之驚，神氣昏憒，往往對面擊鼓放銃，全然不知；客忤之證，則神驚膽怯，畏見異言異服，極易分別也。又按此證心氣素虛者，復脈中須仍用人參。

本臟自病痙（此證則瘈病也）

按此證由於平日兒之父母，恐兒之受寒，覆被過多，著衣過厚，或冬日房屋熱炕過暖，以致小兒每日出汗，汗多亡血，亦如產婦亡血致痙一理。肝主血，肝以血爲自養，血足則柔，血虛則強，故曰本臟自病。然此一痙也，又實爲六淫致痙之根；蓋汗多亡血者，本臟自病，汗多亡衛外之陽，則易感六淫之邪也。全賴明醫參透此理，於平日預先告諭小兒之父母，勿令過暖汗多亡血，暗中少卻無窮之病矣，所謂治未病也。治本臟自病法，一以育陰柔肝爲主，即同產後血亡致痙一例，所謂血足風自滅也。六味丸、復脈湯、三甲復脈三方，大小定風珠二方，專翕膏，皆可選用。專翕膏爲痙止後，每日服四五錢，分二次，爲填陰善後計也。六淫誤汗致痙者，亦同此例。救風溫、溫熱誤汗者，先與存陰，不比傷寒誤汗者急與護陽也，蓋寒病不足在陽，溫病不足在陰也。

徵按：痙證有五，乃督脈病也。秦越人《難經》，督脈爲病，脊強而厥；張仲景《金匱》，脊強者，五痙之總名，其證卒口噤，背反張而瘈瘲。此段重重细說，可以補仲景之未備。

小兒易痙總論

按小兒易痙之故，一由於肌膚薄弱，臟腑嫩小，傳變最速；一由於近世不明六氣感人之理，一見外感無論何邪，即與發表。既痙之後，重用苦寒，雖在壯男壯女，二三十歲，誤汗致痙而死者，何可勝數！小兒薄弱，則更多矣。余于醫學，不敢自信，然留心此證幾三十年，自覺洞徹此理，嘗謂六氣明而痙必少，敢以質之明賢，共商救世之术也。

痙病瘈病總論

《素問》謂太陽所至爲痙，少陽所至爲瘈。蓋痙者，水也；瘈者，火也；又有寒厥、熱厥之論最詳。後人不分痙、瘈、厥爲三病，統言曰驚風痰熱，曰角弓反張，曰搐搦，曰抽掣，曰痌、痙、厥。方中行作《痙書》，其或問中所論，亦混瘈而爲痙，籠統議論。葉案中治痌、痙、厥最詳，而統稱痙厥，無瘈之名目，亦混瘈爲痙。考之他書，更無分別，前痙病論因之，從時人所易知也。謹按痙者，強直之謂，後人所謂角弓反張，古人所謂痙也。瘈者，蠕動引縮之謂，後人所謂抽掣、搐搦，古人所謂瘈也。抽掣搐搦不止者，瘈也。時作時止，止後或數日，或數月復發，發亦不待治而自止者，痌也。四肢冷如冰者，厥也；四肢熱如火者，厥也；有時而冷如冰，有時而熱如火者，亦厥也。大抵痙、瘈、痌、厥四門，當以寒熱虛實辨之，自無差錯。仲景剛痙柔痙之論，

厥原有陰厥陽厥之分。

爲傷寒而設，未嘗議及痹病，故總在寒水一門，兼風則有有汗之柔痙，蓋寒而實者也；除寒痙外，皆痹病之實而熱者也。濕門則有寒痙有熱痹，有實有虛；熱病久耗其液，則成虛熱之痹矣。前列小兒本臟自病一條，則虛熱也。產後驚風之痙，有寒痙，仲景所云是也；有熱痹，本論所補是也。總之痙病宜用剛而溫，痹病宜用柔而涼。又有痙而兼痹，痹而兼痙，所謂水極而似火，火極而似水也。至於癇證，亦有虛有實，有留邪在絡之客邪，有五志過極之臟氣，葉案中辨之最詳，分別治之可也。瑭因前輩混痹與痙爲一證，故分晰而詳論之，以備裁採。

徵按：此亦數千餘年之疑案，莫能剖而析之，女媧鍊石補天，予獨不以其言爲河漢。

六氣當汗不當汗論

六氣六門，止有寒水一門，斷不可不發汗者。傷寒脈緊無汗，用麻黄湯正條；風寒挾痰飲，用大小青龍一條。飲者，寒水也，水氣無汗，用麻黄甘草、附子麻黄等湯，水者，寒水也，有汗者卽與護陽。濕門亦有發汗之條，兼寒者也；其不兼寒而汗自出者則多護陽之方。其他風溫禁汗，暑門禁汗，亡血禁汗，瘡家禁汗，禁汗之條頗多，前已言之矣。蓋傷於寒者，必入太陽，寒邪與寒水一家，同類相從也。其不可不發者何？太陽本寒標熱，寒邪內合寒水之氣，止有寒水之本，而無標熱之陽，不成其爲太陽矣。水來克火，如一陽陷於二陰之中，故急用辛溫發汗，提陽外出。欲提陽者，烏得不用辛溫哉！若溫暑傷手太陰，火克金也，太陰本燥標濕，若再用辛溫，外助溫暑之火，內助臟氣之燥，兩燥相合，而土之氣化無從，不成其爲太陰矣。津液消亡，不痙何待！故初用辛涼以救本臟之燥，而外退溫暑之熱；繼用甘潤，內救本臟之濕，外敵溫暑之火，而臟象化氣，本來面目可不失矣。此溫暑之斷不可發汗，即不發汗之辛甘，亦在所當禁也。且傷寒門中，兼風而自汗者，即禁汗，所謂有汗不得用麻黃。無奈近世以羌活代麻黃，不知羌活之更烈於麻黃也。蓋麻黃之發汗，中空而通，色青而疎泄，生於內地，去節方發汗，不去節尚能通能留，其氣味亦薄；若羌活乃羌地所生之獨活，氣味雄烈不可當。試以麻黃一兩，煮於一室之內，兩三人坐於其側，無所苦也。以羌活一兩，煮於一室內，兩三人坐於其側，則其氣味之發泄，弱者即不能受矣。溫暑門之用羌、防、柴、葛，產後亡血家之用當歸、川芎、澤蘭、炮薑，同一殺人利劍，有心者共籌之。

徵按：麻黃輕虛，形如肺管，宣陽救肺，遇壅塞之證，有用至一二兩方效者。羌活中實，形如骨節，故能竄走週身，追風至骨，其去麻黃遠矣。

疳疾論

疳者，乾也，人所共知。不知乾生於濕，濕生於土虛，土虛生於飲食不節，飲食不節，生於兒之父母之愛其子，惟恐其兒之飢渴也。蓋小兒之臟腑薄弱，能化一合者，與一合有半，即不能化，而脾氣鬱矣。再小兒初能飲食，見食即愛，不擇精粗，不知滿足，及脾氣已鬱而不舒，有拘急之象，兒之父母，猶認爲飢渴而強與之。日復一日，脾因鬱而水穀之氣不化，水穀之氣不化而脾愈鬱，不爲胃行津液，濕斯停矣。土惡濕，濕停而脾胃俱病矣。中苦能燥濕，辛本燥氣之化。

青州全蝎，其功尤勝。

焦受氣，取汁變化而赤，是謂血，中焦不受水穀之氣，無以生血而血乾矣。再水穀之精氣，內入五臟，爲五臟之汁；水穀之悍氣，循太陽外出，捍衛外侮之邪而爲衛氣。中焦受傷，無以散精氣，則五臟之汁亦乾；無以行悍氣，而衛氣亦餒，衛氣餒故多汗，汗多而營血愈虛，血虛故肢體日瘦，中焦濕聚不化而腹滿，腹日滿而肢愈瘦，故曰乾生於濕也。醫者誠能識得乾生於濕，濕生於土虛，且扶土之不暇，猶敢恣用苦寒，峻傷其胃氣，重泄其脾氣哉！治法允推東垣、錢氏、陳氏、薛氏、葉氏，誠得仲景之心法者也。疎補中焦，第一妙法；升降胃氣，第二妙法；升陷下之脾陽，第三妙法；甘淡養胃，第四妙法；調和營衛，第五妙法；食後擊鼓，以鼓動脾陽，第六妙法（即古者以樂侑食之義，鼓蕩陽氣，使之運用也）；《難經》謂傷其脾胃者，調其飲食，第七妙法；如果生有疳蟲，再少用苦寒酸辛，如蘆薈、胡黃連、烏梅、史君、川椒之類，此第八妙法；若見疳即與苦寒殺蟲便誤矣；考潔古、東垣，每用丸藥緩運脾陽，緩宣胃氣，蓋有取乎渣質有形，與湯藥異岐，亦第九妙法也。

近日都下相傳一方，以全蝎三錢，烘乾爲末，每用精牛肉四兩，作肉團數枚，加蝎末少許，蒸熟令兒逐日食之，以全蝎末完爲度，治疳疾有殊功。愚思蝎色青，屬木，肝經之蟲，善竄而疎土，其性陰，兼通陰絡，疎脾鬱之久病在絡者最良，然其性剽悍有毒。牛肉甘溫，得坤土之精，最善補土，禀牡馬之貞，其性健順，既能補脾之體，又能運脾之用。牛肉得全蝎而愈健，全蝎得牛肉而不悍，一通一補，相需成功，亦可備用。一味金雞散亦妙（用雞內金不經水洗者，不拘多少，烘乾爲末，不拘何食物皆加之，性能殺蟲磨積，即雞之脾，能復脾之本性）。小兒疳疾，有愛食生米、黃土、石灰、紙、布之類者，皆因小兒無知，初飲食時，不拘何物即食之，脾不能運，久而生蟲，卓識確論，千古不磨。

愈愛食之矣。全在提攜之者，有以謹之於先；若既病治法，亦惟有暫運脾陽，有蟲者兼與殺蟲，斷勿令再食，以新推陳，換其臟腑之性，復其本來之眞方妙。

徵按：奇偶偏方，每多奏效，其力專也。猶憶幼務舉業時，業師華陰孝廉李公，世精於醫，有以患疳證之小兒來求治者，出一方，則惟大棗百十枚，去核，象核之大小，實以生軍，外裹以麵，煨透熟搗爲丸，如小棗核大，每服七丸，日再服，神效，此亦一通一補法。

痘證總論

《素問》曰：治病必求其本。蓋不知其本，舉手便誤，後雖有錦綉心思，皆鞭長莫及矣。治痘明家，古來不下數十，可稱盡善，不比溫病毫無把握，尚係愚陋之鄙論也。但古人治法良多，而議病究未透徹來路，皆由不明六氣爲病，與溫病之源。故論痘發之源者，只及其半，謂痘證爲先天胎毒，由肝腎而脾胃而心肺，是矣。總未議及發於子午卯酉之年，而他年罕發者何故。蓋子午者，君火司天；卯酉者，君火在泉；人身之司君火者，少陰也。少陰有兩臟，心與腎也。先天之毒，藏於腎臟，腎者，坎也，有二陰以戀一陽，又以太陽寒水爲腑，故不發也，必待君火之年，與人身君火之氣相搏，激而後發也。故北口外寒水凝結之所，永不發痘。蓋人生之胎毒如火藥，歲氣之君火如火線，非此引之不發。以是知痘證與溫病之發同一類也。試觀《六元正紀》所載溫厲大行，民病溫厲之處，皆君相兩火加臨之候，未有寒水濕土加臨而病溫者，亦可知愚之非臆說矣。

說理精透。

痘證禁表藥論

表藥者，爲寒水之氣欝於人之皮膚經絡，與人身寒水之氣相結，不能自出而設者也。痘證由君火溫氣而發，要表藥何用？以寒水應用之藥，而用之君火之證，是猶緣木而求魚也。緣木求魚，無後災；以表藥治痘瘡，後必有大災。蓋痘以筋骨爲根本，以肌肉爲戰場，以皮膚結痂爲成功之地。用表藥虛表，先壞其立功之地，故八九朝灰白塌陷、咬牙寒戰、倒靨黑陷之證蜂起矣。古方精妙不可勝數，惟用表藥之方，吾不敢信。今人且恣用羌、防、柴、葛、升麻、紫蘇矣。更有愚之愚者，用表藥以發悶證是也。痘發內由肝腎，外由血絡，悶證有紫白之分：紫悶者，梟毒把持太過，法宜清涼敗毒，古用棗變百祥丸，從肝腎之陰內透，用紫雪芳涼，從心包之陽外透；白悶則本身虛寒，氣血不支之證，峻用溫補氣血，托之外出，按理立方，以盡人力，病在裏而責之表，不亦愚哉！

痘證初起用藥論

痘證初起，用藥甚難，難者何？預護之爲難也。蓋痘之放肥、灌漿、結痂，總從見點之初立根基，非深思遠慮者不能也。且其形勢未曾顯張，大約辛涼解肌，芳香透絡，化濁解毒者，十之七八；本身氣血虛寒，用溫煦保元者，十之二三。尤必審定兒之壯弱肥瘦、黑白青黃，所偏者何在？所不足者何在？審視體質明白，再和安二字極有酌。

看已未見點，所出何苗？參之春夏秋冬，天氣寒熱燥濕，所病何時？而後定方。務於七日前先清其所感之外邪，七日後只有胎毒，便不夾雜矣。

徵按：治痘之法，全是活潑潑地，不可執一。諺云『走馬看傷寒，回頭看痘疹』，言其轉關最速也。

治痘明家論

治痘之明家甚多，皆不可偏廢者也。若專主於寒、熱、溫、涼一家之論，希圖省事，禍斯亟矣。痘科首推錢仲陽、陳文中二家，錢主寒涼，陳主溫熱，在二家不無偏勝，在後學實不可偏廢。蓋二家猶水火也，似乎極不同性，宗此則害彼，宗彼則害此。然萬物莫不成於水火，使天時有暑而無寒，萬物焦矣，有寒而無暑，萬物氷矣，一陰一陽之謂道，二家之學，似乎相背，其實相需，實爲萬世治痘立宗旨。宗之若何？大約七日以前，外感用事，痘發由溫氣之行，用錢之涼者十之八九，用陳之溫者一二。七日以後，本身氣血用事，纯賴臟眞之火，煉毒成漿，此火不外鼓，必致內陷，用陳之溫者多，而用錢之涼者少也。若始终實熱者，則始终用錢；始终虛寒者，則始终用陳；痘科無一定之證，故無一定之方也。丹溪立解毒、和中、安表之說，亦最爲扼要。痘本有毒可解，但須解之於七日之前，有毒鬱而不放肥、不上漿者，烏得不解毒哉！如天之亢陽不雨，萬物不生矣。痘證必須和中，蓋脾胃最爲吃緊，前所謂以中焦作戰場也。安表之論，更爲妙諦，表不安，雖至將成猶敗也，前所謂以皮膚結痂，爲成功之地，而可不安之也哉！安之不暇，而可混發以傷之也哉！至其宗錢而非陳，則其如此立法，則古人皆為我師，古師皆為我用矣，所謂學無常師，主善為師為。

偏也。萬氏以脾胃爲主，魏氏以保元爲主，亦確有見識，雖皆從二家脱化，而稍偏於陳。費建中《救偏瑣言》，蓋救世人不明痘之全體大用，偏用陳文中之辛熱者也；書名救偏，其意可知，若專主其法，悉以大黄、石膏從事，則救偏而反偏矣。胡氏輒投汗下，下法猶有用處，汗法則不可也。翁仲仁《金鏡録》一書，誠爲痘科寶筏，其妙處全在於看，認證眞確，治之自效，初學必須先熟讀其書，而後歷求諸家，方不誤事。後此翟氏、聶氏，深以氣血盈虧，解毒化毒，分晰闡揚錢氏、陳氏底藴藴，超出諸家之上，然分别太多，恐讀者目眩。愚謂看法必宗翁氏，葉氏有補翁仲仁不及之條；治法兼用錢、陳，以翟氏、聶氏，爲錢、陳之注，參考諸家可也。近日都下盛行《正宗》一書，大抵用費氏、胡氏之法而推廣之，恣用大汗大下，名歸宗湯，石膏、大黄始終重用，此在梟毒太過者則可，豈可以概治天下之小兒哉！南方江西江南等省，全恃種痘，一遇自出之痘，全無治法；醫者無論何痘，概禁寒涼，以致有毒火者，輕者重，重者死，此皆偏之爲害也。

痘瘡稀少不可恃論

相傳痘瘡稀少，不過數十粒，或百餘粒，根顆圓綻者，以爲狀元痘，可不服藥。愚則以爲三四日間，亦須用辛涼解毒藥一帖，無庸多服；七八日間，亦宜用甘溫托漿藥一帖，多不過二帖，務令漿行滿足。所以然者何？愚嘗見稀少之痘，竟有漿行不足，結痂後患目，毒流心肝二經，或數月，或半年後，煩躁而死，不可救藥者。

汪按：產者，常也，可不服藥。痘則病也，當以藥調。惟藥之不當，反不如勿藥耳。所云三四日、七八日者，兒愈小，則期愈促，此限不可不知。

當參之形色，不可執一。

痘證限期論

痘證限期，近日時醫，以爲十二日結痂之後，便云收功；古傳百日內，皆痘科事也。愚有表姪女，於三四月間出痘，漿行不足，百日內患目，目珠高出眼外，延至次年二月方死，死時面現五色，忽而青而赤而黃而白而黑，蓋毒氣遍歷五臟，三晝夜而後氣絶。至今思之，猶覺慘甚，醫者可不慎哉！十二日者，結痂之限也；況結痂之限，亦無定期。兒生三歲以後者，方以十二日爲準；若初周以後，只九日限耳；未週一歲之孩，不過七日限。

行漿務令滿足論

近時人心不古，競尚粉飾，草草了事。痘頂初渾，便云漿足，病家不知，惟醫是聽。漿不足者，發痘毒猶可醫治；若發於關節隱處，亦致喪命，或成廢人；患目煩躁者，百無一生，即不死而雙目失明矣。愚經歷不少，漿色大約以黃豆色爲準，痘多者腿腳稍清猶可。愚一生所治之痘，痘後毫無遺患，無他謬巧，行漿足也。近時之弊，大約有三：一由於七日前過用寒涼，七日後又不知補托，畏溫藥如虎，甚至一以大黃從事，此用藥之不精也；二由於不識漿色，此目力之不精也；三由於存心粉飾，心地之不慈也。余存心不敢粉飾，不忍粉飾，口過直而心過慈，以致與世不合，目擊兒之顛連疾苦而莫能救，不亦大可哀哉！今作此論，力矯時弊，實從數十年經歷中得來。見痘後之證，百難於痘前。蓋痘前有漿可上，痘後無漿可行；痘前自內而外出，外出者順，痘後自外而內陷，內陷者逆也。毒陷於絡，猶可以法救之；毒陷於臟而臟真傷，考古竟無良法可救。由逆痘而死者，醫可以對兒；由治法不精，而遺毒死者，其何以對小兒哉？閱是論者，其思慎之於始乎！

汪案：北方之一以大黃從事，猶南方之專用升發溫補也。然此方之法，在梟毒之證，有宜用者。余甥女出痘，於二十日外，猶日用大黃，計前後用大黃至四五觔，石膏稱是，然後收功。每日服四兩大黃濃汁，方能進食，此亦不可不知。總之無一定之痘，故無一定之方，前論二言盡之矣。

疹論

若明六氣爲病，疹不難治。但疹之限期最迫，只有三日。一以辛涼爲主，如俗所用防風、廣皮、升麻、柴胡之類，皆在所禁。俗見疹必表，外道也。大約先用辛涼清解，後用甘涼收功。赤疹誤用麻黃、三春柳等辛溫傷肺，以致喘咳欲厥者，初用辛涼加苦梗、旋覆花，上提下降；甚則用白虎加旋覆、杏仁；繼用甘涼加旋覆花以救之；咳大減者去之。凡小兒連咳數十聲不能回轉，半日方回如雞聲者，千金葦莖湯合葶藶大棗瀉肺湯主之；近世用大黃者，殺之也。蓋葶藶走肺經氣分，雖兼走大腸，然從上下降，而又有大棗以載之緩之，使不急於趨下；大黃則纯走腸胃血分，下有形之滯，並不走肺，徒傷其無過之地故也。若固執病在臟瀉其腑之法，則徵按：疹，肺病也，凡腑藥都用不著。明明發於皮毛，非若瘡癰之發於陽明肌肉也，但為其有出沒之勢，故俗為透表，並不知疹為何物耳。

誤矣。

瀉白散不可妄用論

錢氏製瀉白散，方用桑白皮、地骨皮、甘草、粳米，治肺火皮膚蒸熱，日晡尤甚，喘咳氣急，面腫熱鬱肺逆等證。歷來注此方者，只言其功，不知其弊，如李時珍以爲瀉肺諸方之準繩，雖明如王晉三、葉天士，猶率意用之。愚按：此方治熱病後與小兒痘後，外感已盡眞氣不得歸元，咳嗽上氣，身虛熱者，甚良；若兼一毫外感，卽不可用。如風寒、風溫正盛之時，而用桑皮、地骨，或於別方中加桑皮，或加地骨，如油入麪，錮結而不可解矣。考《金匱》金瘡門中王不留行散，取用桑東南根白皮以引生氣，燒灰存性以止血，仲景方後自注云：小瘡卽粉之，大瘡但服之，產後亦可服，如風寒，桑根勿取之。沈目南注云：風寒表邪在經絡，桑根下降，故勿取之。愚按：桑白皮雖色白入肺，然桑得箕星之精，箕好風，風氣通於肝，實肝經之本藥也。且桑葉橫紋最多而主絡，故蠶食桑葉而成絲，絲，絡象也；桑皮纯絲結成象筋，亦主絡；肝主筋，主血，絡亦主血，象筋與絡者，必走肝，同類相從也。肝經下絡陰器，如樹根之蟠結于土中；桑根最爲堅結，詩稱『徹彼桑土』，《易》言『繫於苞桑』是也。再按：腎脈之直者，從腎上貫肝膈，入肺中，循喉嚨，挾舌本；其支者，從肺出絡心，注胸中。肺與腎爲子母，金下生水。桑根之性，下達而堅結，由肺下走肝腎者也。內傷不妨用之，外感則引邪入肝腎之陰，而咳嗽永不愈矣。吾從妹八九歲時，春日患傷風咳嗽，醫用杏蘇散加桑白皮，至今將五十歲，咳

不兼一毫外感方用，宜細審之。

近世皆以為肺藥耳，皆不能格物之故。

受此害者頗多，不獨小兒也。

諺有云：『土地爺玩枸杞，我獨知根，』孰謂俚言無理哉！

地有高下燥濕之不同，人有東西南北之互異，而人之身又有肥瘦長短之不齊，人之性又有緩急剛

嗽永無愈期，年重一年，試思如不可治之嗽，當早死矣，如可治之嗽，何以至四十年不愈哉？亦可以知其故矣。愚見小兒久嗽不愈者，多因桑皮、地骨，凡服過桑皮、地骨而嗽不愈者，即不可治，伏陷之邪，無法使之上出也。至於地骨皮之不可用者，余因仲景先師風寒禁桑皮而悟入者也。蓋凡樹木之根，皆生地中，而獨枸杞之根，名地骨者何？蓋枸杞之根，深入黄泉，無所終極，古又名之曰仙人杖，蓋言凡人莫得而知其所終也。木本之入下最深者，未有如地骨者，故獨異眾根，而獨得地骨之名。凡藥有獨異之形，獨異之性，得獨異之名者，必有獨異之功能，亦必有獨異之偏勝也。地骨入下最深，禀少陰水陰之氣，主骨蒸之勞熱，力能至骨，有風寒外感者，而可用之哉！或曰：桑皮、地骨，良藥也，子何畏之若是？余曰：人參、甘草，非良藥耶？實證用人參，中滿用甘草，外感用桑皮、地骨，同一弊也。

萬物各有偏勝論

無不偏之藥，則無統治之方。如方書内所云：某方統治四時不正之氣，甚至有兼治内傷産婦者，皆不通之論也。近日方書盛行者，莫過汪訒菴《醫方集解》一書，其中此類甚多，以其書文理頗通，世多讀之而不知其非也。天下有一方而可以統治四時者乎？宜春者即不宜夏，宜春夏者更不宜秋冬。余一生體認物情，只有五穀作飦，可以統治四時餓病，其他未之聞也。在五穀中尚有偏勝，最中和者莫過飲食，且有冬日飲湯、夏日飲水之別，況於藥乎！得天地五運六氣之全者，莫如人，人之本源雖一，而人之氣質，其偏勝爲何如者？人之中

最中和者，莫如聖人，而聖人之中，且有偏於任、偏於清、偏於和之異。千古以來不偏者，數人而已。常人則各有其偏，如《靈樞》所載陰陽五等可知也。降人一等，禽與獸也；降禽獸一等，木也；降木一等，草也；降草一等，金與石也；用藥治病者，用偏以矯其偏。以藥之偏勝太過，故有宜用，有宜避者，合病情者用之，不合者避之而已。無好尚，無畏忌，惟病是從。醫者性情中正和平，然後可以用藥，自不犯偏於寒熱溫涼一家之固執，而亦無籠統治病之弊矣。

汪按：食能養人，不能醫病；藥能醫病，不能養人。無病而服藥，有病而議藥，此人之大患也。茯苓、甘草，誤用亦能殺人；巴豆、砒霜，對病即能起死。舍病而論藥，庸人之通病也。又按：今世醫者學醫，惟求其便；病家擇醫，惟求其穩；然非通何由得便，非當無所謂穩；舍通而求便，舍當而求穩，必夭人性命矣。

草木各得一太極論

古來著本草者，皆逐論其氣味性情，未嘗總論夫形體之大綱，生長化收藏之運用，茲特補之。蓋蘆主生，乾與枝葉主長，花主化，子主收，根主藏，木也；草則收藏皆在子。凡乾皆升，蘆勝於乾；凡葉皆散，花勝於葉；凡枝皆走絡，鬚勝於枝；凡根皆降，子勝於根；由蘆之升而長而化而收，子則復降而升而化而收矣。此草木各得一太極之理也。

愚之學，實不足以著書，是编之作，補苴罅漏而已。末附二卷，解兒難、解產難，簡之又簡，只摘其吃緊大端，

直從格物致知得來，可括本草一部。

與近時流弊，約畧言之耳。覽者諒之。

溫病條辨：

衛、氣、營、血辨證體系，中醫臨床辨證治療外感熱病重要依據，經典溫病學派寶典

主　　編：楊建宇，岳冬輝，趙元辰
發 行 人：黃振庭
出 版 者：崧燁文化事業有限公司
發 行 者：崧燁文化事業有限公司
E-mail：sonbookservice@gmail.com
粉 絲 頁：https://www.facebook.com/sonbookss/
網　　址：https://sonbook.net/
地　　址：台北市中正區重慶南路一段61號8樓
8F., No.61, Sec. 1, Chongqing S. Rd., Zhongzheng Dist., Taipei City 100, Taiwan
電　　話：(02)2370-3310
傳　　真：(02)2388-1990
印　　刷：京峯數位服務有限公司
律師顧問：廣華律師事務所 張珮琦律師

定　　價：420 元
發行日期：2024 年 12 月第一版
◎本書以 POD 印製

國家圖書館出版品預行編目資料

溫病條辨：衛、氣、營、血辨證體系，中醫臨床辨證治療外感熱病重要依據，經典溫病學派寶典 / 楊建宇，岳冬輝，趙元辰 主編 . -- 第一版 . -- 臺北市：崧燁文化事業有限公司, 2024.12
面；　公分
POD 版
ISBN 978-626-416-138-1(平裝)
1.CST: 溫病條辨 2.CST: 中醫典籍
413.33　　　　113017451

電子書購買

爽讀 APP

臉書